◎山东大学研究生核心课程教材

# 步态智能分析与疾病辅助诊断

主　编　姬冰
副主编　曾玮　司萌　祁磊　杨青

山东大学出版社
SHANDONG UNIVERSITY PRESS
·济南·

**图书在版编目(CIP)数据**

步态智能分析与疾病辅助诊断 / 姬冰主编. -- 济南 : 山东大学出版社，2025. 2. -- ISBN 978-7-5607-8463-2

Ⅰ.R44-39

中国国家版本馆 CIP 数据核字第 2024LX6085 号

策划编辑　唐　棣　徐　翔

责任编辑　唐　棣

封面设计　王秋忆

**步态智能分析与疾病辅助诊断**

BUTAI ZHINENG FENXI YU JIBING FUZHU ZHENDUAN

出版发行　山东大学出版社

社　　址　山东省济南市山大南路 20 号

邮政编码　250100

发行热线　(0531)88363008

经　　销　新华书店

印　　刷　济南巨丰印刷有限公司

规　　格　720 毫米×1000 毫米　1/16

　　　　　11 印张　200 千字

版　　次　2025 年 2 月第 1 版

印　　次　2025 年 2 月第 1 次印刷

定　　价　78.00 元

# 序 言

“创新驱动发展”已经成为国家的核心发展战略，而智能医学是“创新驱动发展”的典型应用场景之一，能够推动科技创新与医疗健康产业的深度协同，推动医疗健康领域的现代化、智能化、信息化，助力“创新驱动发展”战略的实施。近年来，国家出台了多项政策推动智能医学发展，《“健康中国2030”规划纲要》明确提出推动“科技创新与健康产业深度融合”;《“十四五”国家科技创新规划》鼓励将工程技术与医学问题紧密结合，促进成果转化与产业化，提升国家健康产业的竞争力;《新一代人工智能重大科技项目实施方案》强调人工智能在医学领域的应用，并鼓励跨学科的合作。

智能医学的发展离不开医学、人工智能以及其他学科的交叉融合。国家特别重视医工融合人才的培养。2018 年，教育部批准开设智能医学工程专业，专业代码 101011T，医学技术类，学制 4 年，授予毕业生工学学士学位。同时，教育部积极引导高校依据《普通高等学校本科专业设置管理规定》，根据自身办学定位和办学特色，合理增设医工交叉相关专业。我国高校积极主动服务医工融合国家战略，截至 2024 年 12 月，全国共有 76 所高校开设智能医学工程专业。

智能医学工程专业是首个智能方向的医学技术类本科专业，同时也是首个在医学门类中授予工学学位的新医科＋新工科专业，急需相应的教材支撑。在此背景下，《步态智能分析与疾病辅助诊断》的出版恰逢其时。步态依赖于中枢神经系统、周围神经系统以及骨骼肌肉系统的协调工作，是人体神经和运动系统结构、功能以及心理活动在行走时的外在体现。多种神经和骨骼肌肉系统疾病均会损害患者的运动功能。步态指标包括行走速度、节奏、对称性和步态变异性等，是脑卒中、帕金森病、脊髓型颈椎病、骨关节炎、多发性硬化症等疾病的有价值的临床测量指标，在疾病诊断、治疗方案制定以及预后评估等方面发挥着重要作用。

本书围绕步态智能分析与疾病辅助诊断研究领域，详细介绍了步态分析的基本原理与发展历史、步态的测量原理与技术、步态数据的分析与处理，以及步态与疾病诊断的关系应用实例方面的知识，知识体系完备，论述深入浅出，既有学术的深度，又有可读性，具有很高的学术价值和应用意义。

（山东大学冯世庆）

2025 年 1 月

# 前　言

步态异常往往是诊断疾病和运动障碍的重要指标之一。步态分析技术可以通过对步态特征(如步长、步频、步幅、步态周期等)的检测与分析,提供精准的辅助诊断信息。基于步态的疾病辅助诊断是利用步态分析技术对个体的行走模式、运动方式进行定量评估,从而辅助医生对某些疾病进行早期诊断、评估病情严重程度或监测疾病进展的一种创新性方法。

人工智能技术在步态测量与分析中具有广泛的应用价值。借助于人工智能技术,研究者可以更好地学习步态数据的时空模式,以便于准确识别并分类个体步态,这对疾病诊断与康复评估至关重要。随着人工智能技术的迅猛发展,越来越多的研究者将其应用于步态测量与分析领域,在步态精准自动分析、疾病诊断分级以及康复评估中发挥了重要的作用,并取得了一系列卓有成效的成果。综上所述,作为人工智能与医学健康交叉领域的重要研究方向,步态测量与智能分析不仅具有重要的学术价值,还在临床应用中展现出广泛的潜力和价值。人工智能技术不仅能够提升步态测量的效率与精度,还推动了个性化医疗与跨学科合作。人工智能技术具有广阔的应用前景,对人类健康与康复领域具有深远影响。

本书旨在全面而深入地阐述步态测量与智能分析领域的基本原理、关键技术及其临床应用实例,为读者提供一本系统的教材。掌握步态测量与智能分析的理论框架和技术手段,有助于医务工作者在疾病筛查与早期诊断、疾病严重程度评估、疾病进展与康复过程监测、个性化治疗方案制定等多个方面开展工作。本书的目的和意义主要体现在以下方面:

第一,知识传授与理论指导。本书系统讲解了步态测量与智能分析领域的知识,涵盖步态定义、参数测量、异常识别等关键知识,有助于读者理解步态的本质、特性及其变化规律,为临床应用提供理论支撑。

第二,技术原理和方法介绍。本书详细解析了步态测量与智能分析的前沿技术原理及其实现路径，涵盖了光学运动捕捉、视频捕捉、惯性运动捕捉等多种技术方法，有助于读者掌握该领域内的关键技术进展，为临床应用提供理论指导。

第三，数据处理与特征提取。传统步态数据处理依赖人工，耗时且一致性差。而人工智能，尤其是机器学习与深度学习技术，具有自动化处理数据、高效提取关键特征的优势，能够显著提升步态分析的效率、准确性以及一致性。本书深入阐述了步态数据的特征提取、模式识别、机器学习及深度学习等分析方法，强调了大数据与智能算法在步态分析中的作用，有助于读者从海量数据中挖掘有价值信息，提升研究的深度与广度。

第四，实际应用与案例分析。本书讲述了步态测量与智能分析在医学领域的典型应用实例，展示了其在医学场景中的应用潜力和具体解决方案，有助于读者了解步态智能分析在疾病辅助诊疗过程中的重要作用，深入理解人工智能技术在解决临床问题方面的技术范式和重要作用。

第五，跨学科交叉与创新思维。本书强调了步态测量与智能分析作为跨学科交叉领域的特性，鼓励读者跨越医学、工程学、计算机科学等学科边界，运用创新思维解决复杂问题，培养跨学科思维，为未来科研与创新奠定坚实基础。

最后，衷心感谢代启航、季心宇、李淑媛、张玉岩、苏腾、孙圆圆、余思沂、王耀斌和王海琴在本书材料搜集、数据分析、模型构建、图片绘制及整理等方面做出的卓越贡献。他们的专业能力与不懈努力，确保了本书的顺利完成与高质量呈现。

因部分术语没有正式的中文翻译，为避免讹误，书中仍保留英文。

（山东大学姬冰）

2025 年 1 月

# 目　录

# 第1章　步态分析与疾病诊断

## 1.1　步态分析的基本原理与研究背景

步行是人类基本的生理活动，也是人类区别于其他动物的关键特征之一。步态是指人类在步行过程中表现出来的身体姿态。髋、膝、踝、足趾及躯干和上肢的协调运动使身体得以向前移动。步态的形成依赖于中枢神经系统、周围神经系统以及骨骼肌肉系统的协调工作，是人体运动系统和神经系统结构、功能以及心理活动的综合体现。当神经系统或骨骼肌肉系统因疾病或损伤而受到损害时，便可能出现步态异常。步态特征对于每个人而言是独特的，具有个体性和复杂性。

步态分析是对步态数据特征的科学描述，旨在通过分析人体行走过程中肢体和关节的运动学和动力学数据，探究步态的变化规律[1]。随着相关测量技术的不断进步，步态分析逐步从定性研究转向运动学和动力学的定量研究，并发展成为生物力学的一个重要分支。步态分析不仅是揭示步态变异内在原因的有效工具，还是探索步态稳定性机制的重要方法。

步态分析作为一种研究步行规律的手段，通过生物力学和运动学的技术，揭示步态异常的关键环节和影响因素，从而为康复评估和治疗提供指导。步态分析在临床上也具有重要作用，能够辅助诊断、评估疗效以及研究损伤机制等。

此外，步态分析也是一种对人体行走方式进行客观记录并对步行功能进行系统评估的重要手段，是康复评定中的重要组成部分。在临床实践中，步态分析对患有神经系统或骨骼肌肉系统疾病而可能影响行走能力的患者尤为重要。通过步态分析，研究人员可以评估步态异常的存在及其性质和严重程度，为步态异常的分析、矫正措施及治疗方案的制定提供科学依据。

## 1.2 步态分析的发展历史

正常的人类行走和跑步可以定义为交替使用两条腿进行支撑和推进的运动方式。为了与跑步进行区分，行走要求至少一只脚始终与地面接触。然而，该定义并未涵盖通常被认为是行走形式的病理步态形式。例如，“三点跨步步态”，其特点是交替使用两个拐杖和一条或两条腿。步态这一术语描述的是行走的方式或风格，而非行走过程本身。因此，探讨人与人之间的步态差异，比单纯讨论行走差异更为意义深远。

系统化的步态研究可追溯至公元前 3 世纪以前，当时古希腊哲学家亚里士多德(Aristotle)开始关注步行运动，发表了关于动物行走的研究专著——《动物的行走》，其中包括对人类步态的初步探讨。此后，文艺复兴时期的列奥纳多·达·芬奇(Leonardo Da Vinci)、伽利略·伽利雷(Galileo Galilei)等科学家也对步态进行了重要描述。例如，16 世纪初，列奥纳多·达·芬奇通过解剖学实验首次在力学背景下研究人体骨骼结构，并提出人体运动遵循力学原理的观点。17 世纪，法国物理学家勒内·笛卡尔(Rene Descartes)首次提出所有动物的步态都遵循统一的力学法则。同一时期，1682 年，意大利数学家兼生理学家乔瓦尼·阿方索·波雷里(Giovanni Alfonso Borelli)对步态进行了科学的描述。他首次测量了身体的重心，并阐述了行走过程中人体如何通过脚提供的支撑区域的不断向前运动来保持平衡，并解释了骨骼肌肉系统的杠杆结构在运动中的作用——肌肉必须产生足以克服运动阻力的力才能实现运动。

工业革命的兴起促进了人类步态研究的进一步发展。德国科学家韦伯兄弟首次系统性地研究了人类行走，明确描述了步态周期，精确地测量了步态的时间和腿的钟摆式摆动，并于 1836 年发表了学术著作《人类行走力学》。随着摄影技术的发展，相机开始应用于步态分析，这极大推动了步态运动学的研究。19 世纪 70 年代，法国科学家、摄影先驱艾蒂安-朱尔·马雷(Étienne-Jules Marey)发表了一项关于人类肢体运动的研究，探索如何捕捉和分析运动过程。该研究通过利用自创步枪式连拍照相机成功记录了鹈鹕等多种鸟、其他陆地动物和人类的动作，首次在底片上多次曝光记录运动的每一个阶段。此外，他还研究了身体重心的轨迹和脚下的压力分布。与此同时，美国摄影家爱德沃德·迈布瑞奇(Eadweard J. Muybridge)于 1878 年 6 月拍摄了人类历史上第一部“电影”——《骑手和奔跑的马》。他采用多架相机成功拍摄了马奔跑时的连续动作的多幅照片，证实了马奔跑过程中会产生四蹄离地的瞬间，并且验证了法国人马雷理论的正确性。这些突破性成果标志着客观的步态运动学分析的开始。

20世纪30年代，苏联生理学家尼古拉·亚历山德罗维奇·伯恩斯坦（Nikolai Aleksandrovich Bernstein）在莫斯科开展了运动动力学的研究，开发了多种摄影技术，研究了超过150个运动主题。与此同时，英国生理学家阿奇博尔德·维维安·希尔（Archibald Vivian Hill）通过测量肌肉收缩张力与速度的关系，并基于热力学原理提出了与实验结果相当一致的希尔方程，这为人体运动学、动力学和肌肉力学理论奠定了基础。20世纪60年代，计算机技术的进步促进了三维运动分析系统的发展，包括测力台、肌电仪和计算机等设备的应用，使得步态分析不仅能够定性描述步态的三维运动过程，还能够从运动力学以及生物运动学角度定量分析运动状态。

第二次世界大战期间，德国科学家利用步态分析技术来研究军人负重行军的能力，以便提高军队行军作战的能力。战后，为了帮助伤残军人回归社会，在美国政府的支持下，医务人员和工程技术人员共同参与了假肢与支具的研究计划，首次结合运动学和运动力学技术，从生物力学角度开展步态分析。但步态分析真正被广泛应用于临床实践，如脑卒中、残障患者及儿童脑性麻痹等治疗领域，则得益于近年来计算机技术的快速发展。1980年，被尊为现代步态分析先驱的骨科医师大卫·萨哈兰德（David Sahaland）指出："步态分析不仅改变了我们对正常步态和病理步态的理解，也推动了病理步态治疗理念的革新。"

## 1.3　步态周期

步态周期通常被定义为两次连续发生的行走事件之间的时间间隔。一个完整的步态周期包括每侧下肢经历的两个主要阶段：摆动相和支撑相。摆动相是指从足尖离地到足跟着地的时间，即足部离开支撑面的时间，约占步态周期的40%。支撑相是指从足跟着地到足尖离地的时间，即足部支撑面与地板接触的时间，约占步态周期的60%。在步态周期中，重心从一侧下肢转移至另一侧下肢，双侧下肢同时与地面接触的时间称为双支撑相，一个正常步态周期中会出现两次双支撑相，各占步态周期的10%[2]。然而，随着步态速度的增加，摆动相相应地变长，支撑相和双支撑相变短。双支撑相的最终消失标志着步态从步行到跑步的转变。在跑步时，步态周期中会出现一个飞行阶段，也称为"漂浮""双漂浮"或"非支撑"阶段，此时双脚都不接触地面。

在双支撑相中，一只脚向前，刚刚落地；另一只脚向后，刚刚离地。在这个阶段，如果需要区分两条腿，前方的腿通常被称为前导腿，后方的腿被称为后拖腿。前导腿处于"加载响应"状态，有时称为"制动双重支撑""初始双重支撑"或

“重量接受”;而后拖腿则处于“预摆动”状态,也称为“第二双支撑”“终端双支撑”“推力双支撑”或“重量释放”。步态周期的完整持续时间被称为周期时间,分为站立时间和摆动时间。沃尔(Wall)等人指出,常规术语不足以描述一些严重的病理性步态。

步态周期的常见划分方法有两种:传统划分法和 RLA(Rancho Los Amigos)划分法。

传统划分法基于足部与地面的接触情况,将步态周期分为两相八期,如图 1-1 所示。

(1)支撑相

1)足跟着地:支撑腿足跟刚刚着地的一瞬间。

2)足底着地:在足跟着地之后,整个足底着地的一瞬间。

3)支撑中点:身体重心刚好位于支撑面的正上方。

4)足跟离地:支撑腿足跟离开地面的一瞬间。

5)足趾离地:支撑腿仅剩足尖着地。

(2)摆动相

1)加速期:从支撑腿足尖离开地面后,摆动到身体下方的一瞬间。

2)摆动中点:摆动腿刚好在身体的正下方。

3)减速期:摆动腿继续向前摆动,并逐渐减速准备足跟着地的瞬间。

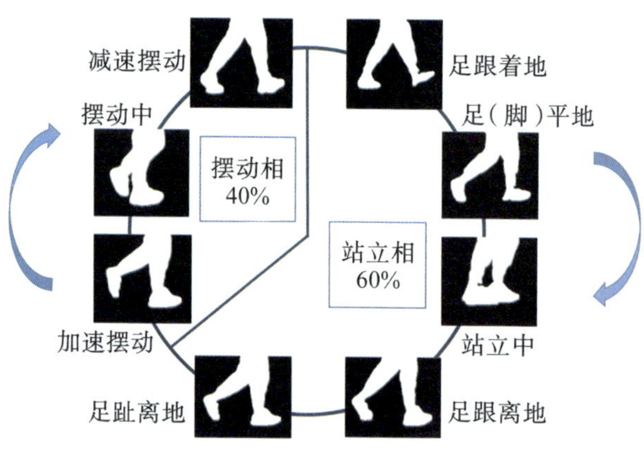


图 1-1 传统划分法

RLA 划分法认为步行包括 3 个基本任务:承受体重、单腿站立及迈步向前。这 3 个基本任务进一步细分为 8 个独立的时期,如图 1-2 所示。

(1)支撑相

1)开始着地:支撑足的任一部分开始着地。在正常步态中,足跟最先着地;在异常步态中,可能是全足或足尖首先着地。

2)预承重期:由一侧下肢开始着地到对侧下肢离开地面,相当于双足支撑期。

3)支撑中期:对侧下肢离地后,身体重心位于支撑面上。

4)支撑末期:从支撑中期至对侧下肢开始着地。

5)摆动前期:从对侧下肢开始着地到支撑腿足趾即将离地的阶段。

(2)摆动相

1)摆动初期:由足尖离地后到摆动腿膝关节屈曲到最大限度为止。

2)摆动中期:由膝关节屈曲到最大限度继续向前摆动,直至胫骨与地面垂直。

3)摆动末期:从胫骨与地面垂直起,直到下一次脚跟着地之前。

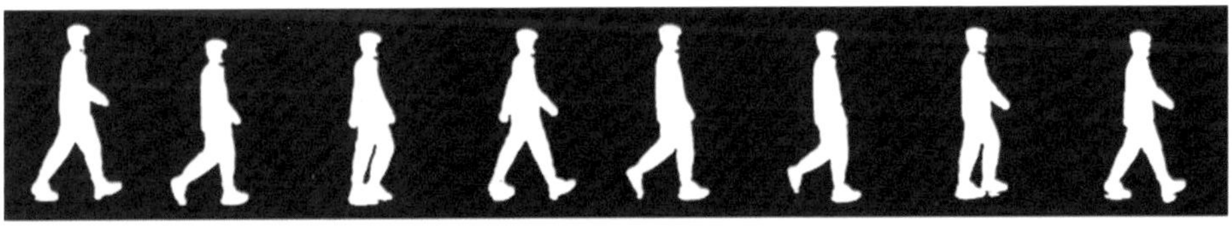


图1-2　RLA划分法

### 1.3.1　步态周期中身体各部位状态

(1)下肢运动:①髋关节:在摆动中期,髋关节的屈曲角度达到峰值(约30°),并持续保持该角度直至支撑相开始。在足跟离地至足趾离地期间,髋关节的伸展角度达到了峰值(10°~15°),随后髋关节再度屈曲。②膝关节:在一个步行周期中,膝关节经历两次屈曲和两次伸展,第一次屈曲发生在步行周期的开始,足跟着地时膝关节轻度屈曲(约15°)。在支撑中期,膝关节伸展,随后在摆动相初期再次屈曲,直至达到最大屈曲角度(约60°)。③踝关节:在足跟着地时,踝关节保持中立位,随后缓慢进行跖屈,直到足完全接触地面。随着胫骨绕踝关节前转,踝关节由跖屈转为背屈。足跟离地至足趾离地期间,踝关节再次呈现最大跖屈角度(约20°)。在摆动相时,踝关节的跖屈角度逐渐减小,并在足廓清动作完成后恢复到中立位,为下一个步态周期做好准备。

(2)其他部位的运动:①躯干:在行走过程中,躯干沿着脊柱的纵轴旋转,并与骨盆运动方向相反。步行周期中,躯干出现了两次上下起伏动作(约5 cm),最低点位于双支撑期,最高点则位于支撑中期和摆动中期。此外,侧方运动出现在每侧下肢的支撑相时,运动范围约为5 cm。②骨盆:行走时,骨盆以脊柱为轴进行前后旋转,同时伴有轻度的前后倾斜以及一侧的骨盆上下运动。③上肢:行走过程中,上肢交替前后摆动。为了保持身体平衡,上肢前后摆动的方向和同侧下肢及骨盆的旋转方向正好相反。

### 1.3.2 步态周期中的肌肉运动

(1)竖脊肌:竖脊肌为背部深层肌肉,沿着脊柱两侧纵行排列。在行走周期中的预承重期和支撑末期,竖脊肌的活动达到高峰,以保持躯干的直立性,确保稳定的行走姿势。

(2)臀大肌:在摆动末期臀大肌收缩,主要作用是使摆动的大腿减速。臀大肌的再次收缩开始于摆动末期,并于负重期达到峰值。这时臀大肌通过抗重力收缩稳定骨盆,控制躯干向前,同时保持髋关节在支撑相的伸展位。

(3)髂腰肌:在足跟离地至足趾离地期间,髋关节的伸展达到峰值。为了对抗髋关节伸展,髂腰肌在支撑中期至足趾离地前进行离心收缩。髂腰肌的第二次收缩发生在摆动初期,使髋关节屈曲,以保证下肢向前摆动。

(4)股四头肌:股四头肌的收缩活动开始于摆动末期,至支撑相负重期最大,主要进行离心收缩,以防止膝关节因为过度屈曲而导致跪倒。第二个小幅度的收缩出现在足跟离地后,主要有两个作用:一是作为髋关节的屈肌,提拉下肢进入摆动相;二是作为膝关节的伸肌,控制小腿向后摆动,使下肢向前摆动成为可能。

(5)腘绳肌:腘绳肌的活动始于摆动末期,并在足跟着地时达到活动高峰,持续到负重期。作为屈膝肌,腘绳肌在摆动末期进行离心收缩,减缓小腿向前摆动的速度,并与臀大肌共同为足跟着地做准备。足跟着地后,腘绳肌又作为伸髋肌,协助臀大肌收缩伸髋,同时稳定骨盆,防止身体过度前倾。

(6)胫骨前肌:足跟着地时,胫骨前肌进行离心收缩,控制踝关节跖屈度,防止出现足拍打地面的情况。足离地时,胫骨前肌再次收缩,控制踝的跖屈度,完成足廓清,防止绊倒。

(7)小腿三头肌:在膝关节负重且固定时,腓肠肌的收缩可以牵拉股骨下端和胫骨上端向后,使膝关节被动伸直。在足跟离地时的蹬地阶段,腓肠肌的向心收缩达到顶峰,产生爆发性的踝关节跖屈,从而使身体的重心向上和向前移动。

### 1.3.3 步态参数

步态周期的量化描述依赖于提取步态周期中的各项参数。这些参数主要包括运动学参数、动力学参数和肌电活动参数。运动学是研究步行时肢体运动时间和空间变化规律的科学。运动学参数指在行走过程中与时间和距离相关的一些参数,包括时间参数、距离参数和时间—空间参数等。运动学参数是临床常用的客观指标,能够检测患者行走功能的一些基本变化。动力学分析是对步行时作用力和反作用力强度、方向和时间的研究方法。动力学参数指与步态有关的力学参数,包括地面反作用力、关节力矩、人体重心点、肌肉活动等。通过对上述参数进行分析,可以揭示特异性步态形成的原因,进而为诊断和治疗提供依据。步态肌电活动参数主要用于记录步行过程中下肢各肌肉的电活动。揭示肌肉活动与步态之间的关系,是临床步态分析必不可少的环节[3]。目前多采用表面电极记录步行时有关肌肉的电活动。表面肌电信号主要包括原始表面肌电信号和处理后的数据。处理后的数据主要包括时域参数、频域参数。时域参数主要包括平均振幅、肌电积分等,频域参数常用的有平均频率和中位频率等[4]。常用步态参数如表 1-1 所示。

**表 1-1 常用步态参数**

| 步态参数 | | 基本概念 | 意义 |
|---|---|---|---|
| 运动学参数 | | | |
| 时间参数 | 步频 | 在单位时间内所走的步数,常用单位:步/分 | 正常人平均自然步态速度为 95～125 步/分,一般不随年龄变化。步频增加一般提示步态异常 |
| | 步态速度 | 通过步幅除以步幅时间计算求得 | 正常人平均自然步态速度约 1.2 m/s,对运动迟缓有提示作用 |
| | 步长时间 | 行走时从一只脚的脚跟着地到另一脚的脚跟着地的时间 | 比较左右步长时间可反映步态对称性 |
| | 步幅时间 | 行走时同一只脚从脚跟初次着地到脚跟再次着地的时间 | 对运动迟缓有提示作用 |
| 空间参数 | 步长 | 行走时从一侧足跟着地到另一侧足跟着地之间的纵向直线距离 | 正常人步长为 50～80 cm,随年龄增大逐渐下降。比较左右步长可反映步态对称性 |
| | 步幅 | 行走时同侧足跟从初次着地到再次着地之间的纵向直线距离 | 正常人步幅为步长的 2 倍。但直线行走时,即使左右步长不对称,左右步幅仍基本对称,因此不能反映步态对称性 |
| | 步宽 | 行走时一侧足跟中点与另一侧足跟中点之间的横向距离 | 反映步态稳定性,增加步宽可增加行走的稳定性,因此步宽随年龄增大可增大 |
| | 足夹角 | 贯穿一侧足底的中心线与前行方向所形成的夹角 | |

续表

| 步态参数 | | 基本概念 | 意义 |
|---|---|---|---|
| 运动学参数 | | | |
| 时间—空间参数 | 关节角度参数 | ①首次着地时髋关节、膝关节、踝关节的角度；②支撑相中髋关节、膝关节、踝关节的最大伸展角度，踝关节最大伸展角度定义为足尖离地时刻前一帧图像的角度；③足尖离地时髋关节、膝关节、踝关节的角度；④摆动相中髋关节、膝关节、踝关节的最大屈曲角度；⑤矢状面髋关节、膝关节、踝关节的角度变化范围 | 通过对研究对象各关节在不同平面上活动的角度—时间关系曲线与正常人，或左右脚之间，或治疗前与治疗后不同时期的角度—时间关系曲线的比较，可以反映研究对象各关节的功能情况和治疗效果。角度—角度曲线可以形象地表现行走中两个关节间的协调关系，当神经、肌肉功能异常时，角度—角度曲线也出现异常，表明两侧下肢的协调性差 |
| | 骨盆移动 | 骨盆移动被认为是重心的移动。正常成人在步行时身体重心在骨盆的正中线上，从下方起男性约为身高的 55%，女性约为身高的 50% | 描述重心的运动曲线，反映步态的稳定性 |
| 动力学参数 | | | |
| 地面反作用力 | | 人体在站立、行走和奔跑时，足底作用于地面而产生的大小相等、方向相反的力，即作用于足底的力。分为垂直分力、前后分力和内外分力，可通过力平台测得，通常可按垂直、前后和左右方向做三维记录 | 前后分力所反映的是支撑腿的驱动和制动能力，内外分力则反映侧方负重能力与稳定性，垂直分力反映行走过程中支撑下肢的负重和离地能力。临床应用时，主要观察力—时间曲线的特征，即峰值、谷值的出现时间和幅度的变化 |
| 关节力矩 | | 物理学上力矩指使物体转动的力乘以到转轴的距离 | 当主动肌与拮抗肌肌肉力量失衡时，维持正常关节运动的力矩将发生改变 |
| 步行中下肢肌群活动 | | 在一个步行周期中，肌肉活动具有保持平衡、吸收震荡、加速、减速和推动肢体运动的功能 | 步行的动力主要来源于下肢及躯干的肌肉作用 |

续表

| 步态参数 | 基本概念 | 意义 |
| --- | --- | --- |
| 肌电活动参数 | | |
| 肌电活动参数 | 表面肌电信号主要包括原始表面肌电信号和处理后的数据。处理后的数据主要包括时域参数、频域参数。时域参数主要包括平均振幅、肌电积分等，频域参数常用的有平均频率和中位频率等 | 肌电活动参数主要用于记录步行过程中下肢各肌肉的电活动，揭示肌肉活动与步态关系的肌肉电生理活动，是临床步态分析必不可少的环节。目前多采用表面电极记录步行时有关肌肉的电活动 |

## 1.4　步态分析方法

随着技术的进步，步态分析方法从最初依靠绘图等手段记录人体运动变化，逐步发展为借助高速摄像机、三维运动捕捉系统等现代影像解析技术记录人体运动变化。步态分析从最初的定性分析，逐渐向定量分析过渡[5]。在相关研究中，Vicon 三维步态分析系统被应用于肢残者的运动姿态识别。此外，基于混合预测模型的骨关节炎步态采集与分析系统，使用 RGB-D 相机数据开发了步态数据记录软件，为骨关节炎患者构建了步态采集平台。骨关节炎步态采集与分析系统可以定量预测步态异常，描述膝关节的功能，并定量记录关节状态，从而有效补充了医学成像中关节结构信息的不足。与此同时，视觉步态实验室、无线加速度计、Kinect 传感器及跑步机等设备也在步态分析研究中得到应用。

在视觉步态分析中，如果仅限于观察受试者在房间中上下行走并不足以完成全面的步态评估。这种观测方法仅能初步了解受试者的行走状况，可能仅仅能够识别出严重的步态异常。相反，完善的视觉步态分析需要对受试者进行多次行走观察，从多个角度观察，如从一侧观察、从另一侧观察、从前面以及从后面观察等。通过对受试者步态的反复评估，观察者可以判断出其是否存在特定的步态异常。

关于步态分析中受试者行走所需的最小距离，仍存有争议。通常认为，8 m（26 英尺）是适合健康年轻人使用的最低标准，但 10～12 m（33～39 英尺）的距离更可取，因为该距离允许快速步行者在进行任何测量之前进入受试者的行走状态。然而，对于帕金森病患者的步态分析，初期几步的步态表现至关重要。在使用不同设备时，观察所需的宽度也有所不同。对于视觉步态分析来说，3 m（10 英尺）的距离通常足够。如果正在使用视频录制，则需要将相机放置在距离受试者大约 4 m（13 英尺）的位置。而使用运动学系统从身体两侧同时进行测量时，通常需要 5～6 m 的宽度。简单的步态观察意义有限，随后还需要进行步态评估，并将这些观察结果与受试者的病史、体格检查信息相结合，依靠观察者的专业知识和经验进行综合分析。

步态测量分析中常用的系统可分为三大类：①光学运动捕捉系统：通过红外高速摄像机捕捉人体在三维空间内的运动轨迹，并以空间坐标的形式输出数据。在光学动作捕捉行业，由英国 OML(Oxford Metrics Limitied)公司设计开发的 Vicon 系列产品凭借起步早、精度高、拓展性强等优势，被广泛应用于步态分析中。此外，Motion Analysis、Optitrack、Nokov 等品牌的设备在运动分析，外骨骼机器人、无人机产品研发以及影视、游戏行业中也起到了重要作用。配合光学运动捕捉系统使用的测力台，可以同步输出人体运动时的地面支反力、各关节力和力矩等动力学参数。②表面肌电测量系统：实时采集人体运动中肌电信号的变化，经过放大、滤波及模/数转换，形成量化的肌电波形及数据。③足底压力测量系统：足底压力对分析人体运动中的平衡及稳定性发挥着重要作用。通过实验测量足底不同分区的压力、压强等参数，可以得到不同群体在不同工况下的运动变化情况，同时反映不同的足部结构(如扁平足、高足弓等)对人体运动的影响。在步态实验中，经常联合使用运动捕捉系统、表面肌电和足底压力测量系统，以同步采集数据。

## 1.5 异常步态与疾病诊断

步态模式是由运动系统中的许多神经肌肉和结构元件之间复杂的相互作用所形成的。异常步态可由该系统任意部分的障碍引起，包括脑、脊髓、神经、肌肉、关节和骨骼等。此外，异常步态也可能由疼痛引起，即使个体的其他生理功能正常，也可能出现步态异常。由于步态是一个由多种因素综合作用的过程，因此不同的病理状态可能会在相同的步态异常中表现出来。

### 1.5.1 步态的神经控制

所有的自主运动，包括步态，均源于大脑的特定区域，神经冲动沿脊髓向下传递并激活运动神经，最终引发肌肉收缩。肌肉和周围结构中的感知器提供反馈信息，进而调整运动模式。如图 1-3 所示，步态的神经控制涉及大脑中的三个主要区域：基底神经节、运动皮层和小脑。基底神经节负责学习并复制基本的运动模式，被称为“痕迹”。运动皮层则调用必要的肌肉和肌肉群来执行运动。小脑则负责监测活动并提供反馈，以确保运动的正确执行。脑干中的运动核团和脊髓同样在运动产生和控制中发挥着重要作用。脑瘫等神经系统障碍可能会影响大脑特定区域的功能。因此，步态异常可表现为多种不同的模式。

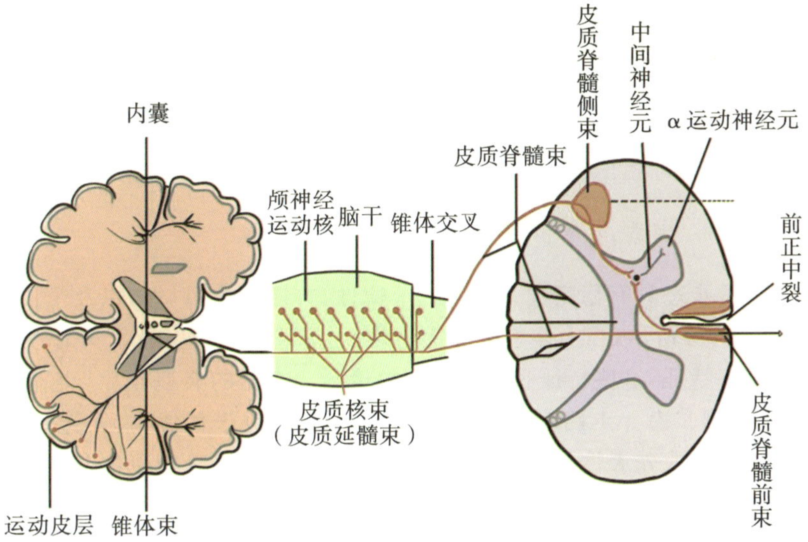


图 1-3　运动神经传导通路

### 1.5.2　肌肉收缩产生步态运动

在生理条件下，骨骼肌的收缩会通过一系列复杂的过程产生步态运动，具体包括以下四个步骤：①运动皮层神经元兴奋、反射刺激等相关信号，引起支配骨骼肌的运动神经元产生动作电位。②动作电位由运动神经元传至骨骼肌：神经-肌肉接头处兴奋信号的传递。运动神经元与骨骼肌连接处称为神经-肌肉接头，其结构与功能和神经元间的突触极其类似，基本组成部分包括接头/突触前膜、接头/突触间隙、接头/突触后膜。神经元间的突触传递经历了"电—化学—电"信号的转换，神经-肌肉接头处亦是如此：运动神经元传递电信号（动作电位），接头间隙中的神经递质（乙酰胆碱 ACh 等）作为化学信号，最终在骨骼肌膜上转化为电信号（终板电位→动作电位）。③骨骼肌动作电位向肌肉收缩转化：兴奋-收缩耦联。这一过程是指连接肌纤维的兴奋和收缩的中介过程，包括电兴奋通过横管系统传到肌细胞的深处、三联管结构处的信息传递、肌浆网（即纵管系统）对 $Ca^{2+}$ 释放和再聚积及其他所导致的肌肉收缩和舒张。④骨骼肌收缩机制：肌丝滑行。运动神经末梢将神经冲动传递给肌膜，肌膜的兴奋经横小管迅速传向终池；肌浆网膜上的钙泵活动，将大量 $Ca^{2+}$ 转运到肌浆内；肌钙蛋白与 $Ca^{2+}$ 结合后，发生构型改变，进而使原肌球蛋白位置也随之变化，原来被掩盖的肌动蛋白位点暴露，迅即与肌球蛋白头接触；肌球蛋白头曲腺嘌呤核苷三磷酸(adenosine triphosphate, ATP)酶被激活,分解 ATP 并释放能量;肌球蛋白的头及杆发生屈曲转动,将肌动蛋白拉向 M 线;细肌丝向 A 带内滑入,I 带变窄,A 带长度不变,但 H 带因细肌丝的插入而消失。细肌丝在粗肌丝之间向 M 线滑动,导致肌节缩短,肌纤维收缩;收缩完毕,肌浆内 $Ca^{2+}$ 被泵入肌浆网内,肌浆内 $Ca^{2+}$ 浓度降低,肌原蛋白恢复原来构型,原肌球蛋白恢复原位又掩盖肌动蛋白位点,肌球蛋白头与肌动蛋白脱离接触,肌肉则处于松弛状态。

### 1.5.3 典型异常步态

正常步态具有稳定性、周期性、节律性、方向性、协调性,以及个体差异。然而,如表 1-2 所示,当人体患某些疾病时,可导致步态发生显著变化,并呈现出特定的步态特征,这些特征有助于疾病的诊断。常见的典型异常步态包括以下几种:①蹒跚步态。走路时身体左右摇摆似鸭行,见于佝偻病、大骨节病、进行性肌营养不良或先天性双侧髋关节脱位等疾病患者。②醉酒步态。行走时躯干重心不稳,步态紊乱如醉酒状,见于小脑疾病、酒精及巴比妥中毒。③共济失调步态。起步时一脚高抬,骤然垂落,且双目向下注视,两脚间距很宽,以防身体倾斜。闭目时则不能保持平衡,见于脊髓病变患者。④慌张步态。起步后小步急速趋行,双脚擦地,身体前倾,有难以止步之势,见于帕金森病患者。⑤跨阈步态。由于踝部肌腱、肌肉弛缓,患足下垂,行走时必须抬高下肢才能起步,见于腓总神经麻痹患者。⑥剪刀步态。由于双下肢肌张力增高,尤以伸肌和内收肌张力增高明显,移步时下肢内收过度,两腿交叉呈剪刀状,见于脑性瘫痪与截瘫患者。⑦间歇性跛行。步行中,因下肢突发性酸痛乏力,患者被迫停止行进,需稍休息后方能继续行进,见于下肢动脉粥样硬化患者。⑧偏瘫步态。患者在受影响侧单侧无力,手臂弯曲、内收和内旋。腿在同一侧,脚和脚趾的足底屈曲。当行走时,患者会将手臂固定在一侧,由于远端肌无力(足下垂)和下肢伸肌张力亢进,使其受影响的腿呈半圆形(侧弯)。这是最常见的脑卒中步态(俗称挎篮划圈)。在轻度偏瘫患者中,手臂摆动异常或者轻微的外旋可能是唯一的异常。⑨舞蹈样步态。患者四肢会出现不规则的、抽动的、不自主的运动。走路会加重他们的运动障碍。多见于四肢血栓性浅静脉炎、风湿性舞蹈病、慢性进行性舞蹈病、手足徐动症、小舞蹈病、四肢血管损伤、淋巴水肿等情况。⑩感觉性共济失调步态。患者通过重重踩地来感知双脚的着地情况及位置。起步时一脚高抬,骤然垂落,且双目向下注视,两脚间距很宽,以防身体倾斜,闭目时则不能保持平衡。该类步态常见于后索受损(维生素 $B_{12}$ 缺乏或脊髓痨)或周围神经病(如糖尿病)患者。

**表 1-2　常见的典型异常步态**

| 典型异常步态 | 步态表现 | 可能疾病诊断 |
| --- | --- | --- |
| 蹒跚步态 | 走路时身体左右摇摆似鸭行 | 佝偻病、大骨节病、进行性肌营养不良或先天性双侧髋关节脱位等 |
| 醉酒步态 | 行走时躯干重心不稳，步态紊乱如醉酒状 | 小脑疾病、酒精及巴比妥中毒 |
| 共济失调步态 | 起步时一脚高抬，骤然垂落，且双目向下注视，两脚间距很宽，以防身体倾斜，闭目时则不能保持平衡 | 脊髓病变 |
| 慌张步态 | 起步后小步急速趋行，双脚擦地，身体前倾，有难以止步之势 | 帕金森病 |
| 跨阈步态 | 由于踝部肌腱、肌肉弛缓，患足下垂，行走时必须抬高下肢才能起步 | 腓总神经麻痹、腰神经根性病变 |
| 剪刀步态 | 由于双下肢肌张力增高，尤以伸肌和内收肌张力增高明显，移步时下肢内收过度，两腿交叉呈剪刀状 | 脑性瘫痪与截瘫 |
| 间歇性跛行 | 步行中，因下肢突发性酸痛乏力，患者被迫停止行进，需稍休息后方能继续行进 | 下肢动脉粥样硬化病、腰椎管狭窄症 |
| 偏瘫步态 | 患者在受影响侧单侧无力，手臂弯曲、内收和内旋。腿在同一侧，脚和脚趾的足底屈曲。行走时，由于远端肌无力（足下垂）和下肢伸肌张力亢进，使其受影响的腿呈半圆形（侧弯） | 脑卒中 |
| 舞蹈样步态 | 四肢会出现不规则的、抽动的、不自主的运动。走路会加重他们的运动障碍 | 四肢血栓性浅静脉炎、风湿性舞蹈病、慢性进行性舞蹈病、手足徐动症、小舞蹈病、四肢血管损伤、淋巴水肿等 |
| 感觉性共济失调步态 | 患者通过重重踩地来感知双脚的着地情况及位置。起步时一脚高抬，骤然垂落，且双目向下注视，两脚间距很宽，以防身体倾斜，闭目时则不能保持平衡 | 后索受损（维生素 $B_{12}$ 缺乏或脊髓痨）或周围神经病（如糖尿病） |

### 1.5.4 不同疾病对步态的影响

#### 1.5.4.1 骨骼肌肉系统疾病

(1)颈椎病是因颈椎间盘退行性改变及其继发性改变,导致刺激或压迫相邻的脊髓、神经、血管等组织而引起的一系列症状、体征的综合征,根据压迫的部位不同,可分为神经根型颈椎病、椎动脉型颈椎病、交感型颈椎病和脊髓型颈椎病。其中,脊髓型颈椎病是一种由于颈椎间盘退行性改变导致椎管容积减小,刺激及压迫脊髓而出现脊髓功能障碍的疾病,其通常发生在55岁以上的中老年人。临床早期表现主要为颈部疼痛及步态损害。由于皮质脊髓束中支配骶、腰、胸、颈部肌肉运动的神经纤维呈由外向内排列分布,因而脊髓型颈椎病患者下肢运动功能障碍往往要早于上肢。患者常出现双下肢肌力明显下降、行走障碍、踩棉花感,其后逐渐向上发展,表现出双手感觉灵敏度下降,持物困难,甚至出现胸腰部束带感等,晚期出现下肢肌张力增高、下肢痉挛,出现痉挛性步态。

痉挛性步态是由于患者下肢肌张力增高、行走费力,躯干代偿性运动以维持身体平衡而产生的保护性步态。移步时下肢内收过度,两腿交叉呈剪刀状,又称为“剪刀步态”。下肢肌肉瘫痪是脊髓型颈椎病患者步态损害和步态异常的根本原因,瘫痪程度反映了脊髓功能障碍程度,其表现为患者的步态损害和步态异常程度。因此,通过对脊髓型颈椎病患者步态异常的测量和分析评价,可以直接反映患者脊髓功能障碍程度,也就是直接反映患者的疾病严重程度。

(2)腰椎间盘突出症是在腰椎间盘突出的病理基础上,由突出的椎间盘组织刺激和/或压迫神经根、马尾神经所导致的临床综合征,表现为腰痛、下肢放射痛、下肢麻木、下肢无力、大小便功能障碍等。

腰痛是大多数患者最先出现的症状,发生率约为91%。由于纤维环外层及后纵韧带受到髓核刺激,经窦椎神经而产生下腰部感应痛,有时可伴有臀部疼痛。下肢放射痛是典型坐骨神经痛,从下腰部向臀部、大腿后方、小腿外侧直至足部的放射痛,在喷嚏和咳嗽等腹压增高的情况下疼痛会加剧。放射痛的肢体多为一侧。根据不同程度腰痛或者下肢放射痛,会出现不同程度的跛行。

70%~75%的患者会出现肌力下降;腰4/5椎间盘突出,腰5神经根受累时,踝及趾背伸力下降,严重的患者会出现足下垂;腰5/骶1椎间盘突出,骶1神经根受累时,趾及足跖屈力下降,行走时足蹬地的力量和功能减弱,从而表现出不同的特殊行走步态。

(3)股骨头坏死又称股骨头缺血性坏死或股骨头无菌性坏死,是指股骨头血供受损或中断,导致骨髓成分及骨细胞死亡及随后的组织修复,继而导致股骨头结构改变及塌陷，引起患者髋关节疼痛及功能障碍的疾病。

疼痛是股骨头坏死最常见的症状。股骨头炎症病灶内的高压、坏死引起的炎症反应，股骨头塌陷变形引起的物理刺激以及髋关节周围肌肉韧带附着部位慢性损伤都是引起疼痛的原因。疼痛的部位是髋关节、大腿近侧，疼痛可放射至膝部，可表现为持续痛、静息痛。随着股骨头坏死病情的发展，患者会逐渐出现髋部活动受限，特别是旋转功能逐渐减退。严重的股骨头坏死塌陷或伴有脱位时，会导致双侧下肢不等长。

髋部的疼痛会导致不同程度的跛行。髋部的活动受限，对患者行走步态的摆动相和步幅均有明显的影响和改变。下肢不等长超过 2 cm，患者就会出现明显的短缩性跛行，行走过程中的身体重心也将发生变化，其相应的步态摆动相也会产生明显的变化。

(4)膝关节骨性关节炎是一种常见的多发于 50 岁以上中老年人的膝关节退行性疾病，女性患者多于男性。膝关节骨性关节炎以关节软骨的纤维化、剥脱、退变、继发骨质增生为特征，是常常导致软骨下的骨质以及关节周围的滑膜、关节周围组织产生一系列症状的慢性关节疾病。其临床表现多为膝盖红肿疼痛、上下楼梯痛、坐起立行时膝部酸痛不适等。有些患者则会出现膝关节弹响、交锁、积液等表现，如不及时治疗，则会引起关节活动受限、畸形，甚至残疾。膝关节骨性关节炎的患者在膝关节部位还常有膝关节滑膜炎、韧带损伤、半月板损伤、膝关节游离体、腘窝囊肿、髌骨软化、滑囊炎、膝内/外翻等多种关节并发症。

膝关节的疼痛会影响步态周期的摆动相，导致不同程度的跛行；膝关节活动受限，使膝关节的屈伸角度发生变化，对平路行走和上下楼梯的支撑相也会产生明显影响。严重的膝关节炎会导致膝关节内翻或外翻畸形，形成 O 型腿或者 X 型腿，从而改变下肢的力线，导致行走的重心不稳，从而出现特征性的步态改变。

(5)足踝作为人类行走的主要完成部位，足踝疾病对步态的影响是显而易见的。高弓足是以足纵弓增高为主要特点的足部畸形，其中 60%的患者伴有疼痛症状，疼痛通常与足底压力过高有密切联系。高弓足患者在行走时，往往会出现行走时间延长、跖屈和蹬地力量减弱等表现。

扁平足是足踝外科中较为常见的足部畸形，可能与先天发育、后天创伤等多种因素相关，表现为足弓的降低或者消失，青少年群体为多发人群。扁平足患者着地时间相对较长，压力主要集中于前、后脚掌，足部易产生结构性损伤。因此，在临床工作中对扁平足患者需尽早开展矫正治疗。

先天性马蹄内翻足是最常见的一种先天性足畸形，主要表现有足的高弓、内收、内翻等马蹄畸形。患者在行走的过程中主要以足的外侧缘着地，所以会导致局部压力急剧增大，产生局部疼痛，并引发踝关节不稳定，进而影响全身平衡。

(6)腰椎管狭窄是指腰椎管内的空间狭窄导致神经根或脊髓受到压迫的一种病症。它通常是由椎间盘退行性病变、腰椎关节增生、骨刺形成等原因引起的。该病的发作具有显著的年龄和性别特征，多见于 40 岁以上群体，其中男性患者发病率较高。其临床表现为腰痛、下肢放射性疼痛、运动障碍等。此外，神经根受到压迫还可能导致下肢感觉异常，如麻木、刺痛或冷热感觉异常。由于腰椎管狭窄影响到神经功能，患者常会出现神经源性间歇性跛行，其特点是在休息和静坐时无明显症状，但长时间行走或过度劳累时，则会出现下肢无力、麻木以及疼痛，经一段时间的休息或者下蹲，症状可减轻或消失。

患者的步态表现为患侧单支撑相和健侧摆动相显著减少，而双支撑相明显延长，以此增加行走的稳定性，减少脊柱的负荷或减轻由此产生的疼痛。由于行走耐受性降低，患者往往会通过调整步态模式来代偿，导致步态的不规则性和变异性增加。

1.5.4.2 神经系统疾病

(1)脑瘫与步态异常。早在 1983 年，戈登・罗斯(Gordon Rose)便指出，步态分析对于评估脑瘫患者的病情具有重要意义。如今，脑瘫患者的评估已成为步态分析最重要的应用之一。脑瘫不是一种单一的疾病，而是多种临床综合征的集合，所有这些综合征都源自未成熟大脑的损伤。损伤可能发生在大脑的不同区域，它可能是广泛的或局部的，可能发生在大脑发育的早期或晚期。因此，脑瘫的严重程度和临床模式会因个体差异而有所不同。脑瘫在早产儿中的发病率高于足月分娩的婴儿。脑损伤的根本病因是发育中的大脑区域缺氧。这通常通过血管损伤(如出血或栓塞)发生，或者由于胎儿血压下降所致。缺氧会损害或杀死发育中的神经元，导致大脑部分功能障碍。脑瘫的表现通常包括运动皮层对肌肉的选择性控制丧失，以及痉挛和原始收缩模式的出现。一般而言，脑瘫患者的肌肉质量并没有异常，但由于失去协调，它们可能无法在步态周期中的适当时间充分收缩，且收缩通常不能快速开启或关闭，并常伴有拮抗肌的共同收缩。类似的缺陷也常见于创伤性脑损伤的儿童或成人。许多脑瘫患者无法行走，而且大多数能够行走的患者患有痉挛性偏瘫或痉挛性双瘫。痉挛性偏瘫是异常步态最常见的神经学原因，除了发生在脑瘫中，也常见于患有脑血管意外的老年人，或在创伤性脑损伤后出现。偏瘫步态的特征表现为身体一侧的部分或全部肌肉痉挛和功能丧失，而另一侧肌肉正常或接近正常。偏瘫患者的手臂通常比腿部受影响更严重，并且患者常以特征性屈曲姿势行走，受影响的手臂保持不动。偏瘫患者通常表现出正常运动控制、痉挛和“模式反应”的混合，具体的混合取决于脑损伤的严重程度和位置。除了肢体运动和控制方面的问题外，许多偏瘫患者在保持平衡方面也存在问题。“身体意象”的缺陷，导致他们往往忽视了患侧，导致身体不平衡。综上所述，步态评估可以完善脑瘫患者的病情评估，进而帮助医者作出更好的治疗决定。

(2)帕金森病，也称震颤麻痹，是一种常见于中老年人的神经系统退行性疾病。其病因是黑质多巴胺能神经元变性。由于黑质细胞的多巴胺能系统受损，脑内纹状体区多巴胺含量下降，对乙酰胆碱能系统的抑制作用减弱，机体表现出乙酰胆碱递质系统功能亢进的症状。其临床主要表现为肌强直、动作缓慢、面部表情呆板、随意运动减少、静止性震颤等特征性运动症状，还可伴有嗅觉障碍、精神认知障碍等非运动症状。步态异常是帕金森病患者与正常人的显著区别之一。其主要表现为姿势前倾、动作迟缓、慌张步态及冻结步态。所谓姿势前倾是指帕金森病患者在站立时表现出身体向前俯屈、头部前倾的姿态，且这种姿态可出现在80%的患者身上。动作迟缓是评估帕金森病的一个关键指标，患者早期可表现为手臂摆动变小，步长缩短，特别是在患者从坐姿转为站立时，起立的时间会显著延长。慌张步态是帕金森病患者常见的异常步态，常表现为起步后小步急速趋行，步频增快，步长减少，身体前倾，重心常落在两足前方，有难以止步之势。慌张步态是进展性的，早期很难发现，在短时间内也观察不到明显的变化。随着疾病的发展，这些步态障碍会更加突出，晚期患者甚至会出现冻结步态，即在开始起步或转弯时，患者无法主动做出迈步动作，这将严重影响患者的整体运动功能并导致其日常生活自理能力下降。而且慌张步态和冻结步态的出现，会增加患者跌倒的风险，严重时会导致骨折或影响患者生命安全。所以对帕金森病患者步态的测量与分析有助于医生充分了解患者病情，提高医生早期诊断的正确率，协助医生制定针对患者的治疗方法。

(3)腓总神经麻痹时引起小腿伸肌群瘫痪，导致患足下垂，因而患者起步时患侧足尖离地前需先将髋关节、膝关节屈曲，使下肢抬高，才能拖足跨步，就像跨越门槛一样，称为跨阈步态。

1.5.4.3 其他系统疾病

下肢动脉硬化性闭塞症患者，由于下肢动脉血管闭塞导致下肢供血不足，随着患者行走距离增加，动脉供血无法满足肌肉运动所需要的氧气和能量，进而导致跛行。患者通常感到患肢酸痛和乏力，不得不停下来休息。当肌肉对氧气和能量的需要量下降，肌肉的运动功能恢复后，患者又可以再次行走，故称间歇性跛行。

步态紊乱与疾病存在着密切的关系，采集患者的病理性步态数据，借助步态分析，提取该症状对应的关键步态特征与不同病程下步态的差异性，能够在临床中辅助医生更好地判断患者是否罹患该病，提高临床医生对病情的掌握程度，从而早期干预，改善患者的预后。

## 参考文献

[1] PERRY J M. Gait analysis: normal and pathological function[M]. New Jersey: SLACK, 2010.

[2] 钱竞光，宋雅伟，叶强，等. 步行动作的生物力学原理及其步态分析[J]. 南京体育学院学报(自然科学版)，2006，5(4)：1-7.

[3] 朱陇康. 步行中下肢关节动力学以及表面肌电的研究综述[J]. 南京体育学院学报(自然科学版)，2014，13(2)：41-45.

[4] 孙嘉利，王桂清. 步态分析[J]. 中国疗养医学，2010，19(5)：427-430.

[5] WHITTLE M W. Gait analysis: an introduction[M]. Oxford: Butterworth-Heinemann, 1991.

# 第 2 章　步态测量原理与技术

步态分析可以用于解释人类步行行为机理，分析下肢运动功能[1]。步态分析的研究对象主要是人体行走时的下肢关节，通过对下肢关节的运动学进行观察和分析，可以得到关节活动的时空参数和变化曲线。随着测量技术的发展，步态分析也渐渐从定性分析转变到以运动学、动力学、表面肌电图（surface electromyographic，sEMG）为代表的定量分析。运动学分析用于描述人体肢体运动时在时间和空间维度的变化情况。此外，运动学分析还描述了步长、步幅、步速、步频、步宽等静态指标[2]。动力学分析则用于描述步行时的作用力、反作用力、关节力矩等参数。三维测力台是动力学分析的主要工具，可以实时测量人体步行时垂直方向、水平方向和斜侧方向的力。sEMG 可以描述肌肉活动与步态的关系，进一步揭示步态控制的神经肌肉机制。

## 2.1　运动学数据测量

现代运动捕捉方式主要可以分为机械式运动捕捉、声学式运动捕捉、电磁式运动捕捉、惯性运动捕捉、光学式运动捕捉五种。其中，光学式运动捕捉技术又可细分为基于 Marker 点的光学式运动捕捉以及基于视频的光学式运动捕捉两类[3]。以上六种运动捕捉技术的系统组成和优缺点如表 2-1 所示。

**表 2-1　不同运动捕捉技术的系统组成和优缺点**

| 名称 | 系统组成 | 优点 | 缺点 |
|---|---|---|---|
| 机械式运动捕捉 | 刚性连杆、传感器关节 | 定标简单，成本低，可实时测量 | 使用不方便，对被采集对象的动作限制较大 |
| 声学式运动捕捉 | 声波发生器、接收器、处理单元 | 成本低，可解决人体遮挡问题 | 精度较低，实时性差，易受噪声干扰 |

续表

| 名称 | 系统组成 | 优点 | 缺点 |
|---|---|---|---|
| 电磁式运动捕捉 | 电磁发生器、感应器、数据处理单元 | 成本低，实时性好，技术成熟，可记录运动方向和空间位置 | 环境中的金属会产生电磁干扰，采样速率低，不适用于高速运动捕捉 |
| 惯性运动捕捉 | 惯性传感器、数据传输单元、数据处理单元 | 便于携带，且不受光线、环境等因素的影响，适用于环境复杂且运动区域较大的数据采集 | 成本昂贵，采集精度不如基于 Marker 点的光学式运动捕捉，受场地内电磁干扰 |
| 基于 Marker 点的光学式运动捕捉 | 反光标记物、红外相机、数据处理设备 | 采集精度高，运动受限小，能够满足多数高速运动捕捉需求 | 成本昂贵，对环境要求高，系统安装烦琐，反光标记物易混淆和遮挡，后期处理工作量大 |
| 基于视频的光学运动捕捉 | 摄像机、数据处理设备 | 成本低，对捕捉对象没有限制，可在复杂环境中使用 | 算法复杂，实现难度大，技术不成熟 |

### 2.1.1 机械式运动捕捉

机械式运动捕捉通过穿戴在人身体上的机械装置来测量关节角度以及位移。在该系统中，人体运动带动机械装置的运动，通过安装在机械装置上的角度传感器，可以获得运动角度。结合角度和机械部位的长度，可进一步计算出移动位移。这一技术最早出现在 20 世纪，但由于机械结构笨重，且灵活性不足，已逐渐退出步态分析领域的主流技术行列。

### 2.1.2 声学式运动捕捉

声学式运动捕捉系统由声波发生器、接收器、处理单元组成。发生器是一个固定的超声波发生器，接收器一般由呈三角形排列的三个超声探头组成。声学式运动捕捉系统通过测量声波从发生器到接收器的时间或者相位差，计算并确定接收器的位置和方向。但这种运动捕捉系统精度较低，实时性差，易受噪声干扰，不能用于对采集数据具有高要求的步态分析领域。

### 2.1.3 电磁式运动捕捉

电磁式运动捕捉系统一般由三部分组成，即发射机、接收传感器和数据处理单元。发射源在空间中产生按一定时空规律分布的电磁场;传感器(一般为10～20个)放置在被测者身体的关键部位,并通过电缆与数据处理单元相连。当被测者在电磁场中移动时,接收传感器也随之移动,接收到的信号通过电缆传输到处理单元。根据这些信号,可以计算每个传感器的空间位置和方向。然而,电磁式系统容易受到环境中金属物体的干扰,且采样速率较低,因此不适用于高速运动捕捉。

### 2.1.4 基于视频的光学式运动捕捉

基于视频的光学式运动捕捉技术,也称无标记运动捕捉技术,是一种通过分析视频图像中的人体运动来实现运动捕捉的技术。与基于 Marker 点的光学式运动捕捉技术不同,基于视频的光学式运动捕捉技术不需要在身体表面粘贴标记点,因此可以更加灵活地进行动作捕捉。

基于视频的光学式运动捕捉技术通常需要使用多个摄像头从不同角度捕捉人体的运动,然后通过计算机视觉算法将不同摄像头捕捉到的运动轨迹进行融合,得到更加准确的运动轨迹。这种技术需要使用高速、高分辨率的摄像头,以便能够捕捉到快速移动的身体部位,并保证运动轨迹的准确性。基于视频的光学式运动捕捉技术在体育科学、生物医学工程、虚拟现实、游戏开发等领域得到了广泛应用。

然而,这项技术也面临着如下挑战:①复杂场景下的姿态估计困难。在存在复杂背景、遮挡、光线变化等因素的场景下,姿态估计的准确度容易受到影响。②数据量大,计算量大。运动捕捉的数据量往往非常大,需要进行大规模的计算和存储,因此需要高效的算法和硬件支持。③鲁棒性和精度需要平衡。需要在保证算法鲁棒性的同时,确保姿态估计的精度。

### 2.1.5 基于 Marker 点的光学式运动捕捉

与基于视频的光学式运动捕捉技术不同,基于 Marker 点的光学式运动捕捉技术是一种高精度、高可靠性的运动捕捉技术,是目前临床运动分析的"金标准"[4]。它通过在运动物体的关键位置贴上特定的标记点,利用高速摄像机捕捉标记点的运动轨迹,并通过计算机算法重建物体的运动轨迹。这种技术已被广泛应用于动画、游戏、医学、体育等领域。在这种技术中,Marker 点是指特定颜色、形状(通常是圆形或球形)或纹理的标记点。在运动捕捉过程中,摄像机会通过跟踪标记点的移动来确定物体的运动轨迹。为了提高标记点的识别精度和抗干扰性能,Marker 点在设计时通常采用多种颜色和纹理,并尽可能避免标记点之间的相互遮挡和重叠。

基于 Marker 点的光学式运动捕捉技术的优势在于它可以实现对多个运动物体的同步跟踪，并且不受运动速度、距离、光照等因素的限制。此外，该技术还可以通过标记点的数量和布局识别不同的运动模式，如人体运动模式的识别。其基本原理即计算机视觉，在目标物体上固定红外反光率很高的反光标记物，并由多个红外相机同步采集图像，这些相机由中央处理单元统一控制。在具体实施过程中，基于 Marker 点的光学式运动捕捉技术依靠多台红外相机从不同的位置捕捉实验现场反光标记物的图像，结合多台红外相机对同一反光标记点采集偏差，解算出反光标记点的三维空间坐标信息。对于实验现场的某个反光标记点，只需同时获取两台红外相机从不同位置采集到的图像，就可以通过坐标变换过程获得其世界坐标，坐标变换过程如图 2-1 所示。

坐标变换具体的实现原理：红外相机采集的每帧图像首先经畸变矫正和标识点识别，之后进行红外相机三维坐标系到世界坐标系的转换，得到从摄像头到图像中各反光标记点在世界坐标系下的一组方向矢量[6]。如果一个反光标记点同时出现在两个或更多摄像头拍摄的图像中，基于已知的各红外相机坐标系空间位置以及多帧图像中对应于该反光标记点的方向矢量，可以通过计算多个方向矢量的交点或近似交点，确定该反光标记点的世界坐标。如图 2-2 所示，$O_l$ 和 $O_r$ 分别为两个红外相机位置，此时 $A$ 点（方向向量$\overrightarrow{O_lA}$和$\overrightarrow{O_rA}$的交点）坐标即为反光标记点的世界坐标。

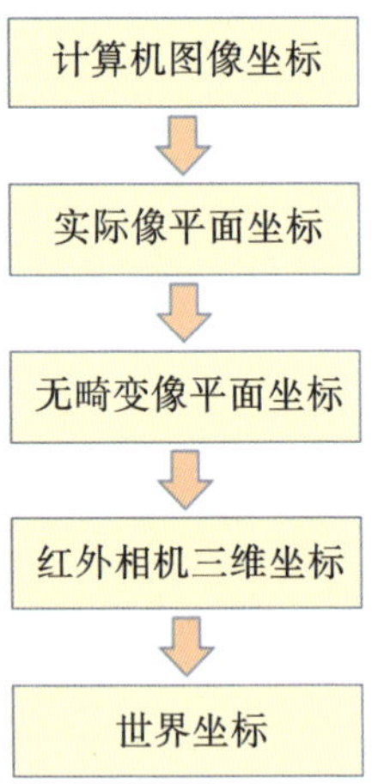


图 2-1 坐标变换过程[5]

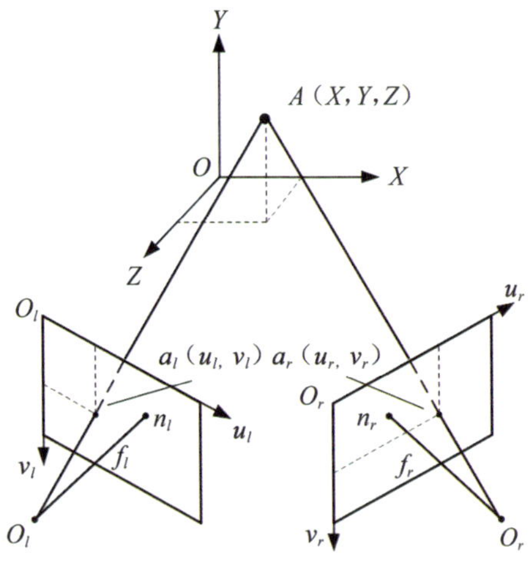


图 2-2 世界坐标确定方法

### 2.1.6 惯性运动捕捉

惯性运动捕捉系统是一种基于惯性测量单元（inertial measurement unit,

IMU)进行姿态和运动测量的系统。它由多个小型传感器组成,包括加速度计、陀螺仪、磁力计等,用于测量身体的运动和姿态变化。每个传感器都能够测量它所在物体的角度、角速度和加速度,并将这些数据传输到计算机进行处理。惯性运动捕捉系统的工作原理是通过将多个IMU传感器放置在身体的不同部位,来测量身体的运动和姿态。每个IMU都包含三个加速度计和三个陀螺仪,可以测量物体在三个轴向的加速度和角速度。磁力计则用于测量地球磁场的变化,从而确定物体的方向。通过对每个IMU测量数据的处理和组合,惯性运动捕捉系统能够准确地测量身体的姿态和运动状态。这些传感器通常会被放置在身体的关键部位,如头部、脖子、腰部、手臂和腿部等位置。然后,计算机会使用数学模型,将传感器数据转换成身体的姿态和运动信息。

惯性运动捕捉系统具有不受外界干扰、灵活易用、不受空间限制等优点,可以应用于人体动作分析、运动康复、运动仿真等领域。然而,由于IMU传感器可能存在漂移和误差等问题,所以相较于基于视觉或机械的运动捕捉系统,惯性运动捕捉系统的精度和准确性可能会有所下降。

本书后续将在第3章和第4章重点介绍光学式运动捕捉技术和惯性运动捕捉技术在步态测量中的应用。

## 2.2 动力学数据测量

动力学数据测量是运用力学原理和技术手段对人体进行力学分析的过程。该过程可以测量人体在运动中的力、力矩、角度、加速度、速度等运动学和动力学参数,以及肌肉的活动情况,从而分析运动的质量、效率和协调性,帮助人们更好地理解运动的本质和机理。在动力学数据测量中,通常使用各种传感器和仪器进行数据采集,如力传感器、加速度计、陀螺仪、电极、运动捕捉系统等。这些传感器和仪器可以将人体运动时产生的各种参数进行实时监测和测量,并将数据传输至计算机进行进一步的数据分析和处理。常见的动力学数据测量应用包括人体运动分析、运动损伤研究、康复治疗、人体工程学研究、体育训练等。在这些领域,动力学数据测量已经成为了一种非常有效的工具,可以帮助人们更好地理解运动的本质和机理,以及开发出更加科学、高效的运动方案。

力板是一种用于测量人体行走、跑步、跳跃等动作产生的垂直地面反作用力的装置。它能够提供关于人体动力学的重要信息,如支撑反作用力、时间、步态周期等,是人体力学和运动生物力学领域常用的测量设备之一。力板一般由一块坚固的平板和多个测量传感器组成,能够感知并记录人体施加在其上的力的大小和方向。通过测量支撑反作用力、接触时间和步频等参数,力板能够提供有关人体动作模式的信息，并为运动员、康复患者和科学家提供定量数据，以评估运动表现和治疗进展。力板在体育科学、康复医学、人体工程学等领域有着广泛的应用。常见的力板类型有压力式力板和负荷式力板两种，它们分别适用于不同的测量场景和研究需求。压力式力板通过测量人体与地面接触的垂直反作用力，确定人体支撑力、步态周期、接触时间和着地冲击等参数。负荷式力板则通过测量物体的重量和力的作用点，确定物体的质心和支撑点位置、力矩等参数。两种力板在测量过程中都需要注意控制测试环境，如保持力板的平衡、避免外部干扰等。如今世界上开发测力台的公司主要有美国的 AMTI 公司、瑞士的 Kislter 公司、美国的 Bertec 公司和德国的 Novel 公司等。本书将以 Kislter 三维测力台为例来介绍动力学数据的测量。

## 2.3 足底压力数据测量

足底压力是指人体在静止站立或者进行各种动态运动时，足底在垂直方向上所承受的地面反作用力。这一压力的分布是二维空间分布，它不仅反映了足部结构、功能和姿势控制，还包括步态的动力学（垂直支撑力）和运动学（步速、步长、步频、足底各区域触地顺序等）信息。

足底压力的产生与脚部解剖结构、骨骼对地面的支撑、肌肉活动和平衡控制等多个因素相关。不同的步态、姿势和活动方式都会导致足底压力分布的变化。例如，在正常行走中，足跟首先接触地面，然后逐渐向前滚动，使得足底的重心逐渐向前转移。在这个过程中，足底的压力分布也会相应发生变化。

足底压力测量技术通过使用专门的压力测量仪器（感应元件、传感器阵列或压敏材料）对足底的压力分布进行定量测量和分析。这些数据可以用于评估足部健康状况、姿势控制能力、步态模式和运动技能等。

测力台可以获取三维运动参数，并测量人体作用于测量台面的合力。它适用于对宏观力的测量，可以提供人体作用力的整体信息。然而，测力台无法测量出作用于测量台面足底各部位的压力分布情况。

相比之下，足底压力测量系统能够测量出足底各部位作用于地面的力，并提供微观的足底压力分布信息，生成压力分布图或热图。足底压力测量系统的优势在于提供了对足底压力的微观分析，能够帮助评估足部健康状况、步态模式和运动技能等。

在当前的研究和应用中，存在两大类广泛使用的足底压力测量系统，分别是需要固定位置的平板式测量系统和小巧便携的鞋垫式测量系统。平板式测量系统包括 Novel Emed®、TekScan MatScan®、Medicapteurs S-Plate® 和 RS-

Scan Footscan®等品牌，而鞋垫式测量系统则包括 Novel Pedar®、TekScan F-Scan®、RS-Scan Insole®、WalkinSense®和 IBV Biofoot®等品牌。这些系统能够提供足底压力的空间分布信息，并通过测量压力峰值、压力时间积分、接触面积和压力中心等指标来评估足底负荷情况。

随着对人体足底压力数据研究的深入，其分析指标和选取特征参数不断完善。在不同的研究问题中，可以选择不同的参数进行分析，包括时间参数、空间参数、动力学参数以及其他参数[7]。在时间参数计算中，可以将同侧一只脚跟从触地起到该脚跟再次触地止称为后一只脚的步态周期。在这个周期内，可以进一步划分站立相、摆动相、双支撑相和单支撑相，并分别计算这四个阶段的时间。考虑到步态周期的个体差异，通常不选择绝对时间，而是考虑其占整个步态周期的百分比。这些参数可以提供关于足底压力变化的时间序列信息，用于研究步态特征、步行模式以及运动阶段的负荷分布等。

空间参数是基于足底区域划分的压力分布情况进行分析。根据上述定义的步态周期，可以计算步长、步宽、步幅、步速等。步长为行走时一侧脚跟着地到紧接着的对侧脚跟着地之间的垂直距离，步宽为两脚跟中心点之间的水平距离，步幅为从一只脚跟触地到该脚跟再次触地之间的垂直距离，步速为步幅与步行周期时间之比。空间参数还包括接触面积，接触面积是指足底与地面接触区域的总面积，可以用来评估脚底的稳定性和负荷分布的均匀性。较大的接触面积通常表示负荷分布较均匀。压力中心(center of pressure, COP)是足底压力分布的重心位置，可以用来描述足底力量的平衡状态和重心位置的偏移程度。通过观察足底压力中心移动轨迹线，我们可以获取关于步行稳定性、步行模式、步行负荷分布和步行异常的信息。足底压力中心移动轨迹线的形状、变化和位置可以反映步行的稳定性和平衡性，不对称或波动较大的轨迹线可能暗示步行异常或姿势不良。此外，观察轨迹线在足底不同区域的位置和移动情况可以了解脚底负荷的分布情况，有助于评估步行负荷平衡和特定区域的压力负荷情况。

动力学参数包括足底压力、足底压强、压力冲量、时间压强积分、各区域受力面积及比例等。足底压力分布的主要指标之一为压力峰值，影响因素之一是步速。步速加快，足底压力增高，相应地也会影响压力到达峰值的时间。因此，足底各区域压力峰值以及到达峰值的时间可作为步态分析的评价参数。足底压强是研究防止足底局部相关组织承受过高及过长时间压力而引起该部位损伤的一个有效指标。压力冲量是描述压力在时间上的累积，压力冲量比足底压力更能反映地面反作用力在时间上的累积，更能反映慢性疾病造成的足底损伤。足底压力测试系统不仅可测试整个足底在一段时间内的冲量，在具体研究中还可分别计算前足、中足、足跟的冲量比。不同于冲量是压力在时间上的累积,时间压强积分则是将压力、受力面积、时间三个因素结合在一起,在很大程度上反映了在单位面积内地面反作用力在时间上的累积,还可以将足底按照研究需求划分为多个不同区域,分别计算各个区域的受力面积及比例。

除了上述参数,还有其他的足底压力指标,如足弓指数、足跟旋转度和足部平衡参数以及各种角度等。这些参数和特征的选择取决于具体的研究目的和问题,可以根据需要进行灵活选取,以便全面地理解足底压力的特征和相关信息。

近年来,足底压力的研究在评估足部健康、步态模式和运动技能等方面具有重要意义,因此它在多个不同领域中都受到了广泛的探索和研究。在生物力学领域,足底压力测量的研究对于揭示运动员在运动过程中不同区域足底压力分布和传递特征至关重要。这些研究成果为我们正确理解运动员的技术动作提供了基础,有助于设计针对特定运动的力量训练方法,并为预防运动损伤提供科学依据。

在医疗领域,足底压力测量对于分析和评估足底应力具有重要意义。它可以用于临床诊断、疾病程度的评估以及术后疗效的监测。通过分析足底压力的分布情况,医生能够更准确地判断患者足部健康状况,并制定相应的治疗方案。

此外,在工业领域,足底压力测量也得到了广泛应用,特别是在鞋类研发领域。通过测量不同鞋子对足底压力分布的影响,设计师可以优化鞋子的结构和材料,提高鞋子的舒适性和性能,满足人们对于舒适、健康步行的需求。

总之,足底压力测量技术是一项重要的工具,它为我们深入了解足部力学特征和功能状态提供了关键数据。在不同领域的应用中,足底压力测量为我们提供了宝贵的信息,促进了运动技能的改进,提高了临床诊断的准确性以及鞋类设计的创新性。随着技术的不断发展,足底压力测量将继续在运动科学、医学和工业领域发挥重要作用,并为人们的健康和舒适生活做出贡献。

## 2.4 表面肌电图数据测量

表面肌电图(sEMG)是一种测量肌肉电活动的技术,通过表面电极将肌肉电信号转化为可视化的图像或数字信号。它被广泛应用于生物力学、康复医学、体育训练等领域,用于评估肌肉活动的强度、时间和协调性等信息。

sEMG 的测量过程包括以下几个步骤:

(1)皮肤准备:在测量前需要将皮肤清洁干净,以保证电极与皮肤的接触良好。在需要进行刺激的部位,将皮肤刮去角质层和污垢。

(2)电极安放:将电极粘贴在皮肤上,通常采用两个或更多电极来测量肌肉的活动。其中一个电极作为参考电极,放置在身体的其他部位,如肚脐或骨盆。

(3)数据采集:连接电极与采集仪器,开始采集肌肉电信号。在采集过程中,肌肉电信号会被放大并转换为数字信号,可以通过计算机软件进行分析和处理。

(4)数据分析:对采集到的 sEMG 数据进行分析和处理,可以计算出肌肉的收缩强度、时长、协调性等信息,用于评估肌肉的功能和性能。

常见的 sEMG 采集仪器包括 MyoSystem、EMGworks、Trigno 等。sEMG 在康复医学、运动训练、人机交互等领域有着广泛的应用。例如,在康复医学中,sEMG 可用于评估患者的肌肉功能和康复进展;在运动训练中,sEMG 可用于评估运动员的肌肉活动情况和动作正确性;在人机交互中,sEMG 可用于控制智能外骨骼、假肢等外部设备。

## 参考文献

[1] REYNOLDS JR D L, JACOBSON J A, INAMPUDI P, et al. Sonographic characteristics of peripheral nerve sheath tumors[J]. American Journal of Roentgenology, 2004, 182(3): 741-744.

[2] 黄辉.基于确定学习理论的步态分析及在膝骨关节炎诊断中的应用[D].广州:华南理工大学,2020.

[3] MALONE A, MELDRUM D, BOLGER C. Three-dimensional gait analysis outcomes at 1 year following decompressive surgery for cervical spondylotic myelopathy[J]. European Spine Journal, 2015, 24(1): 48-56.

[4] KIDZIŃSKI Ł, YANG B, HICKS J L, et al. Deep neural networks enable quantitative movement analysis using single-camera videos[J]. Nature Communications, 2020, 11(1): 4054.

[5] 代启航. 基于步态分析和确定学习的脊髓型颈椎病辅助诊断[D]. 济南:山东大学,2023.

[6] 毕瑛璞. 基于 OptiTrack 的大鼠行为高精度定量表征方法研究[D].长沙:国防科技大学,2018.

[7] 潘永雄,陈锦,王大伟,等. 足底压力测试系统的常用步态分析指标[J].临床医学工程,2018,25(9):1267-1269.

# 第 3 章　基于 Maker 点的光学运动捕捉技术和基于测力台的步态测量技术

## 3.1　设备介绍

如今世界上光学运动捕捉系统技术较为成熟的公司主要有英国的 Vicon，美国的 OptiTrack 和 Motion Analysis，瑞典的 Qualisys 等公司。本书将以美国的 OptiTrack 高速运动捕捉系统为例来介绍具体的步态测量方法。

本书中用于步态采集的 OptiTrack 光学运动捕捉系统包括 8 个 Primex22 摄像头。该摄像头如图 3-1 所示，精度可达 0.1 mm，其技术参数如表 3-1 所示。

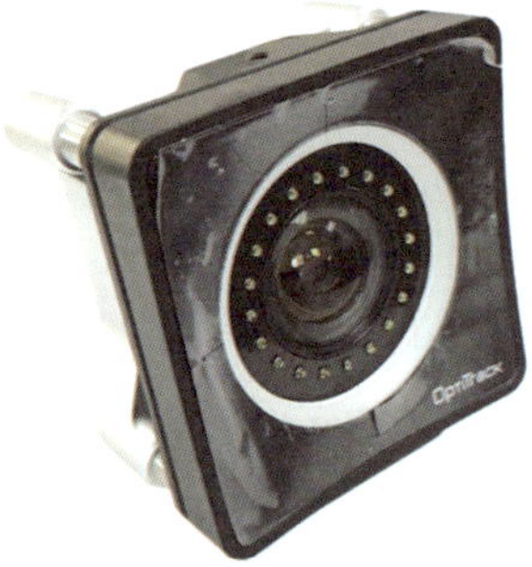


图 3-1　Primex22 摄像头

**表 3-1　Primex 22 摄像头技术参数**

| 技术参数名称 | 参数值 |
| --- | --- |
| 精度 | 0.1 mm |
| 分辨率 | 2048×1088 |
| 帧速率 | 30～360 FPS(可调) |

续表

| 技术参数名称 | 参数值 |
|---|---|
| 延迟 | 2.8 ms |
| 最大捕捉距离 | 30 m |
| LED 波段 | 850 nm 红外 |
| 镜头 | 水平视场角 79°，垂直视场角 49° |
| 机械尺寸 | 126 mm×126 mm×107 mm |
| 质量 | 1.26 kg |

Motive 是一款基于 OptiTrack 系统的运动捕捉软件，可用于捕捉人体或其他物体的运动轨迹，并提供高质量的 3D 姿态数据和动作分析。该软件可实现多种运动捕捉应用，涵盖生物力学分析、虚拟现实、动作捕捉等领域。Motive 软件支持多种传感器，包括基于 Marker 点的光学传感器和无标记的光学传感器等，同时也支持多种硬件设备集成，如 Kistler 测力台和心率监测设备等。用户可以通过简单的拖放和参数设置，快速设置运动捕捉系统并进行数据采集。在数据处理方面，Motive 软件提供了多种数据处理工具，包括数据校准、数据滤波、关节点跟踪、骨骼建模等功能，同时还支持自定义数据输出格式，以满足用户的不同需求。除了实时捕捉和数据处理外，Motive 软件还提供了数据分析和可视化工具，可以对数据进行分析和可视化，帮助用户更好地理解运动学和生物力学数据。本书将 Kistler 测力平台集成至 OptiTrack 系统，并使用 Motive 软件进行步态的测量。

Kistler 三维测力平台系统出现时间较早(1969 年)，其压电式多分量力传感器技术十分成熟，在世界范围内广泛应用。该三维测力平台由铝制顶板、轻质结构以及 4 个内置压电式三维力传感器组成。由于压电式传感器的特殊性能，三维测力平台具有很高的灵敏度，可以在测量较大量程的同时，捕捉微小的动态现象。

在每块三维测力平台的 4 个角上分布有 4 个压电式三向力传感器，当有力作用于测力平台表面时，分布在 4 个角落的传感器感应到力的变化，从而测出作用于测力平台表面的三维力。接着，利用采集分析软件可以计算出压力中心、力矩和力矢量等数据。双足力反馈系统作为基础的生物力学测试设备，可以采集到双足地面反作用三维力数据，主要包括 3 个正交分力($F_x$,$F_y$,$F_z$)和 3 个正交分力矩($M_x$,$M_y$,$M_z$)。通过配套的软件对采集到的数据进行分析研究，可以开展逆向动力学定量化研究与应用，一般应用于运动生物力学、运动康复、外骨骼机器人等研究领域。Kistler 测力平台如图 3-2 所示,其技术参数如表3-2所示。

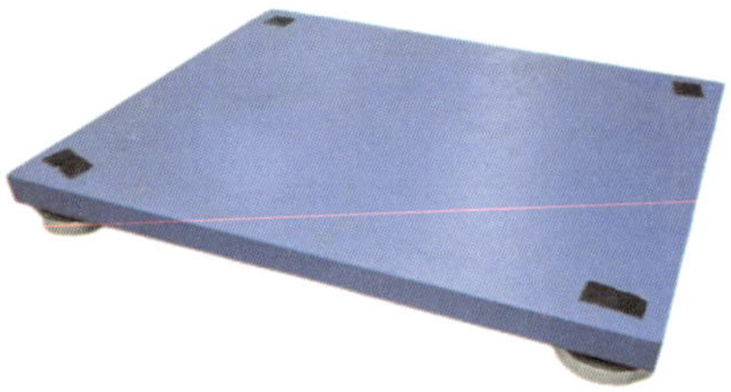

图 3-2 Kislter 测力台

**表 3-2 Kistler 测力台技术参数**

| 技术参数名称 | 参数值 |
|---|---|
| 面积 | ≥600 mm×500 mm |
| 质量 | ≤9 kg |
| 内置传感器类型 | 压电式三维力传感器,传感器数量≥4 个 |
| 力测量范围 | $F_x$,$F_y$: −2.5~2.5 kN; $F_z$: 0~5 kN |
| 力值最大量程 | $F_x$,$F_y$≥2.5 kN, $F_z$≥5 kN |
| 过载能力 | $F_x$,$F_y$≥3 kN, $F_z$≥8 kN |
| 线性度 | ≤±0.5% FSO |
| 迟滞性 | ≤0.5% FSO |
| 交互干扰 | $F_x$←→$F_y$≤±2.5%;$F_x$,$F_y$→$F_z$≤±2.5%;$F_z$→$F_x$,$F_y$≤±0.5% |
| 灵敏度 | $F_x$,$F_y$≤40 mV/N,$F_z$≤18 mV/N |
| 固有频率 | $f_n(x,y)$≥380 Hz,$f_n(z)$≥180 Hz |
| 阈值 | <250 mN |

Kislter 测力平台配套 BioWare 软件用于力学数据的测量。下面介绍使用 BioWare 软件进行静态站立实验的采集过程。首先在 BioWare 软件中打开"Acquire Data"进行数据采集,并在数据采集前测量受试者的重力。点击"Weigh",此时受试者的重力如图 3-3 所示。

测量完受试者重力之后,点击"Start"开始进行静态站立实验的采集,如图 3-4所示,按键盘上的"Enter"键确认。采集过程如图 3-5 所示,由软件自动读取进度条并完成采集过程，中途可按键盘上的“Esc”键提前退出。BioWare 完成静态站立实验的采集后，会自动弹出如图 3-6 所示的界面。三维方向的力以及力矩会被记录下来，可根据需要进行保存。

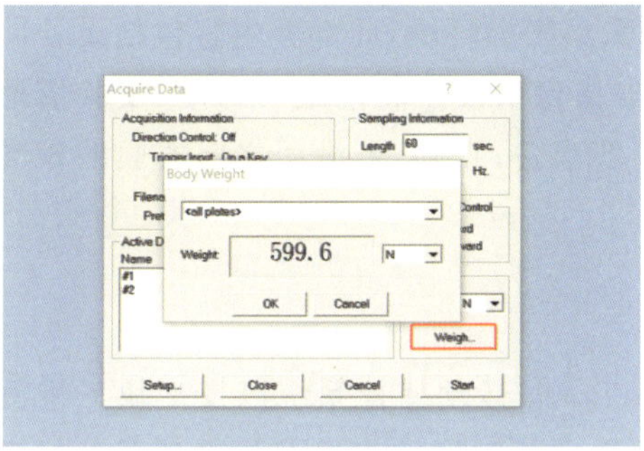


图 3-3　使用 BioWare 测量受试者重力

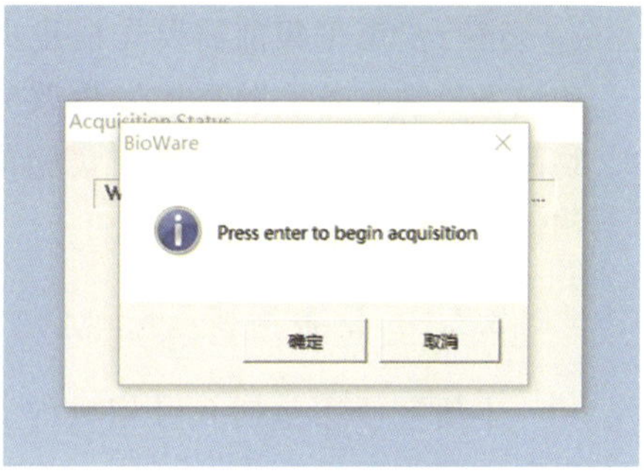


图 3-4　使用 BioWare 进行静态站立实验采集

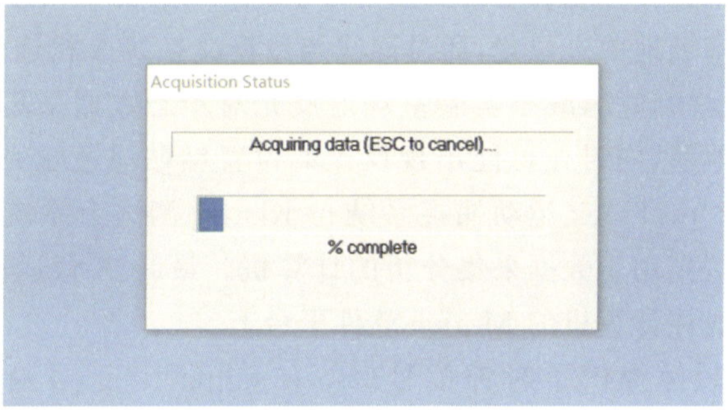


图 3-5　BioWare 软件采集过程

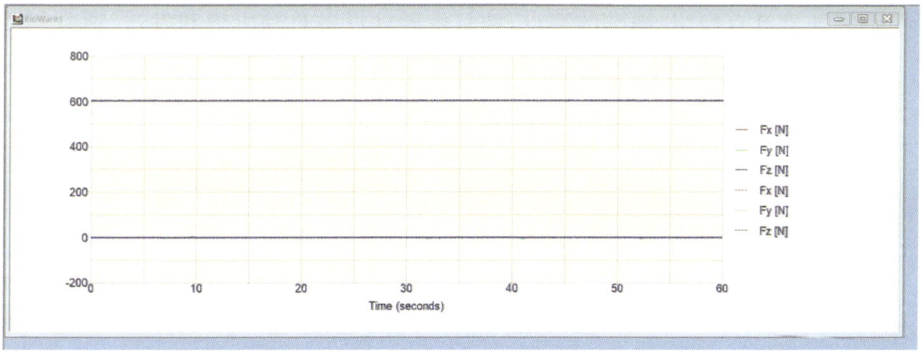


图 3-6　三维测力台采集结果

## 3.2 实验环境搭建

进行步态采集前需要先搭建步态采集实验环境，此部分内容包括设备同步和设备校准。若实验环境发生改变（如摄像头发生转动或者移动，实验场地内物品移动等情况），则需要在实验前重新准备；否则，可沿用之前实验的校准和调试结果。

### 3.2.1 设备同步

本研究使用包括8台相机的OptiTrack运动捕捉系统以及2块三维测力平台搭建步态采集实验环境。步态采集实验室场地实景图与光学运动捕捉系统的组成概念图分别如图3-7和图3-8所示。步态实验室宽4 m，长8 m，8个摄像头均匀布置在天花板上，通过网线与数据交换机1相连，2块Kistler测力台置于实验室场地中央位置，通过网线与数据交换机2相连。为了提高反光标记物信号捕捉的强度，减小实验室场地反光对步态数据采集的影响，在地面铺设灰色毛绒地毯，同时在可能出现反光的位置粘贴黑色哑光胶带。之后，使用同步器集成OptiTrack运动捕捉系统与Kistler测力台系统，再将两个交换机通过网线连接到用于数据采集分析的计算机。最终，8台运动捕捉相机与2块测力台均集成在计算机的Motive软件平台上。

Motive软件提供了时钟信号（clock signal）和记录触发信号（recording trigger signal）两种设备同步策略。时钟信号通常是一个统一的信号源，一般由硬件设备自带的稳定振荡器产生，用于同步不同硬件设备之间的时间戳。时钟信号通常具有稳定、精准的特点，并且由硬件设备自动生成和发送，通常不受软件控制。记录触发信号是由软件控制生成的信号，通常用于同步数据采集设备的开始和结束时刻。例如，在运动捕捉领域，记录触发信号通常与动作开始或结束的信号相关联，用于标记运动数据的开始和结束。

由于步态测量需要对运动捕捉相机和测力台进行硬件层面的同步，因此本书以时钟信号同步为例来介绍设备同步的具体步骤：①在Motive软件中打开“Devices”和“Properties”；②在“Devices”中，选择“eSync”；③在“Properties”中，在“Sync Input Settings”下，将“Source”设置为“Internal Clock”，在“Clock Frequency”中输入待使用的测力台采样频率，可根据实验需求选择，此后输入“Input Divider/Input Multiplier”，该参数代表测力台采样频率相对相机FPS的倍数，输入完成后，Camera Rate将自动显示；④配置测力台的输出信号，设置所有“Output”为“Gated Internal Clock”。至此，同步信号已经配置完成，最后调整"Properties"的相关设置,"Record Trigger"设置为"False","Reference Clock Sync"设置为"True","eSync Output Channel"设置为"output port used on the eSynce"。

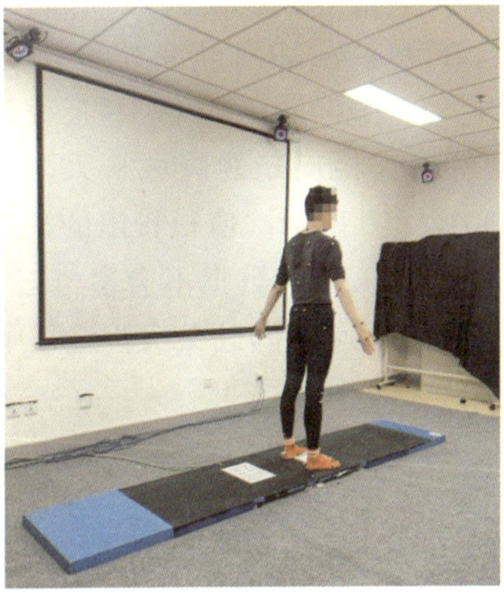

图 3-7　实验室场地实景图[1]

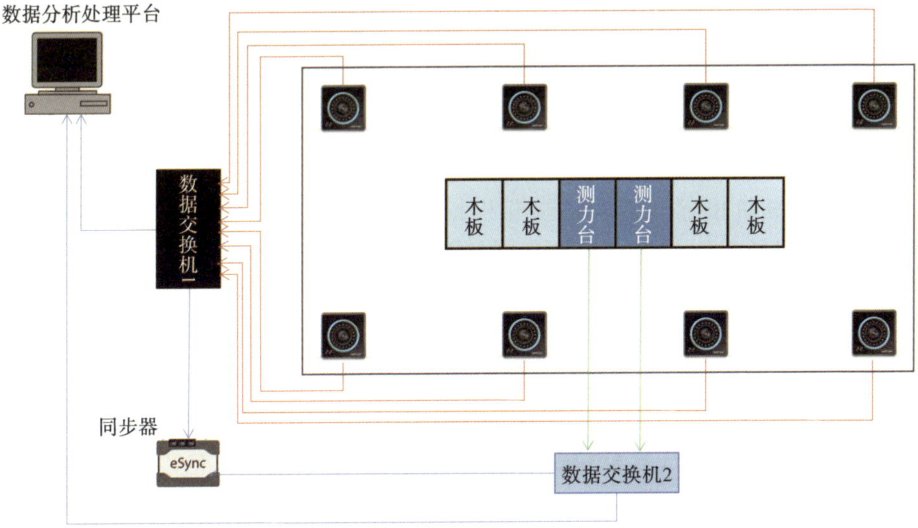


图 3-8　光学运动捕捉系统的组成概念图[1]

### 3.2.2　设备校准

设备校准包括三部分内容:相机位置的确定、相机相对位置的标定以及测力台位置的标定。

(1)相机位置的确定:高速运动捕捉相机可经三脚架固定或直接固定于天花板上。在进行相机标定前,需要观察每个相机的图像,确保实验对象处于相机视野范围内;否则改变相机位置,直至实验对象大致处于相机图像中心位置。相机实景如图 3-9 所示。确定好相机位置后,将相机模式切换为"MODE",通过手动调节相机焦距,修改曝光、相机帧率等参数使得相机图像中没有过多的干扰点,相机图像清晰。对于相机图像内一些反光区域无法去除的情况,点击 Motive 软件的"Mask"按钮,将反光的区域从采集界面剔除。点击完"Mask"后,相机采集的图像如图 3-10 所示。值得指出的是,Mask 功能会将 Mask 区域的 2D 数据过滤掉,即被 Mask 掉的数据不会参与三维计算。大范围应用 Mask 功能,可能会导致 Marker 点丢失,因此在实验过程中应尽量通过物理遮挡的方式剔除反光区域。

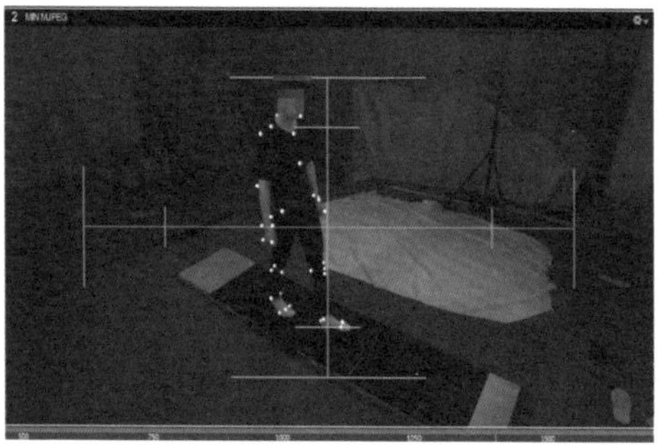

图 3-9 相机实景[1]

图 3-10 Mask 后相机采集图像

(2)相机相对位置的标定:相机相对位置标定所需的 T 型标定杆和测力台位置标定所需的 L 型标定杆分别如图 3-11 和图 3-12 所示。在 Motive 软件中点击"Start Wanding"按钮,实验员在实验室场地内不断走动且晃动 T 型标定杆来对 8 台相机的相对位置进行校准和标定,标定过程中应尽量使得 T 型标定杆划过实验场地的所有空间。实验员校准相机位置过程如图 3-13 所示。对于 Prime 系列相机,LED 指示器会显示标定(Wanding)过程的状态。开始标定之后,指示灯会变暗,被标定杆覆盖到的区域会显示为绿色,当采集足够多的 Sample 之后,指示灯会全变成绿色,指示灯显示为蓝色表示相机在 2D 画面中检测到标定杆。对于 Motive 软件,T 型标定杆上反光标记物所划过的区域在 Motive 软件中显示为彩色。Motive 软件相机标定界面如图 3-14 所示。

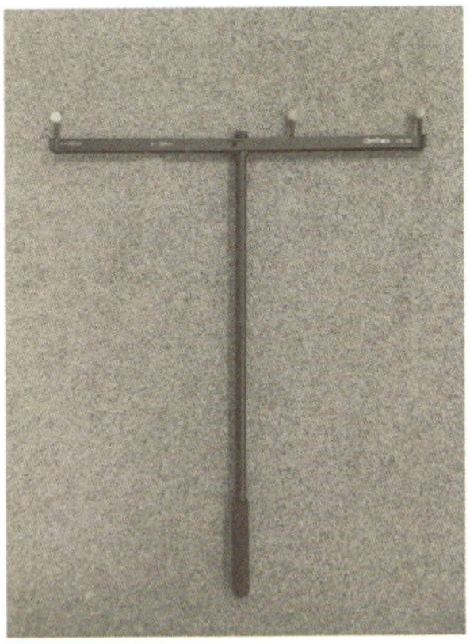

图 3-11　T 型标定杆[1]

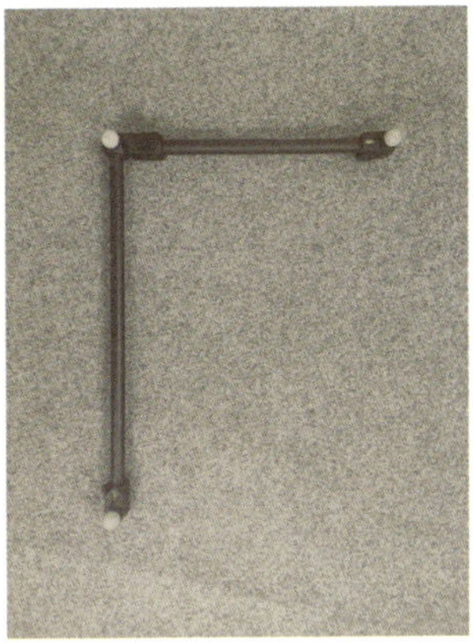

图 3-12　L 型标定杆[1]

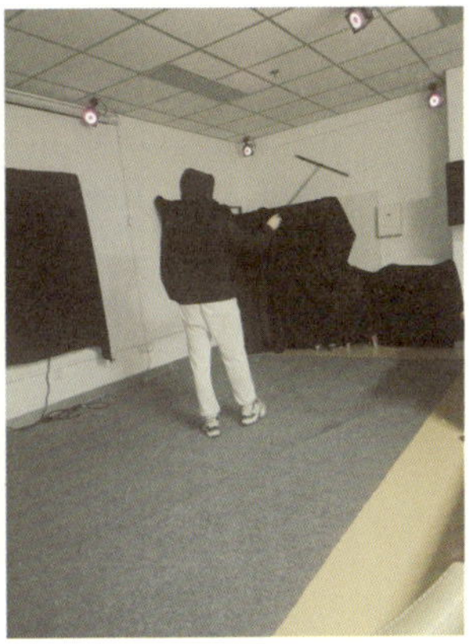

图 3-13　校准相机位置过程[1]

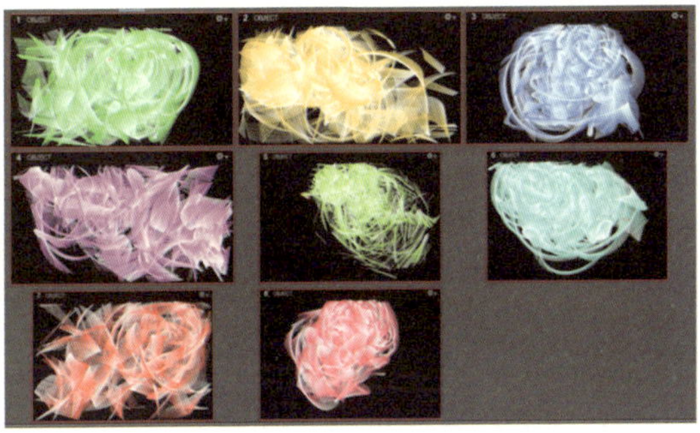

图 3-14　Motive 软件相机标定界面[1]

标定计算所需时间取决于相机数量、样本数量、计算机性能。计算完成之后标定结果会弹出，显示详细的标定结果。标定结果直接关系到误差。标定结果类型（顺序为从最差到最好）依次为 Poor、Fair、Good、Great、Excellent、Exceptional。如果结果是可以接受的，点击“Apply”使用结果。

（3）测力台位置的标定：将 L 型标定杆置于三维测力台的一角，如图 3-15 所示，标定杆的长边和短边分别对应测力台的长边和短边，在 Motive 软件中选中 L 型标定杆上的三个反光标记物，使用“Set Ground Plane”选项设置地面位置。之后，右击测力台，点击“Set Position”，设置测力台的位置，依次设置 2 块三维测力台位置，并右击“Zero all”将测力台上的力置零。

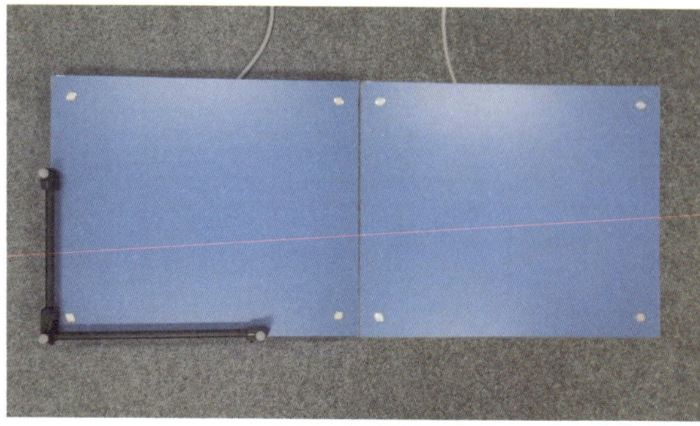

图 3-15　测力台标定示意图[1]

校准完 8 台相机相对位置以及 2 块测力台位置后，Motive 软件的采集界面如图 3-16 所示，可见 8 台相机已经均匀布置在采集界面上方，2 块三维测力台位于界面中心位置。此时实验准备过程已经全部完成，可进行步态数据的采集。

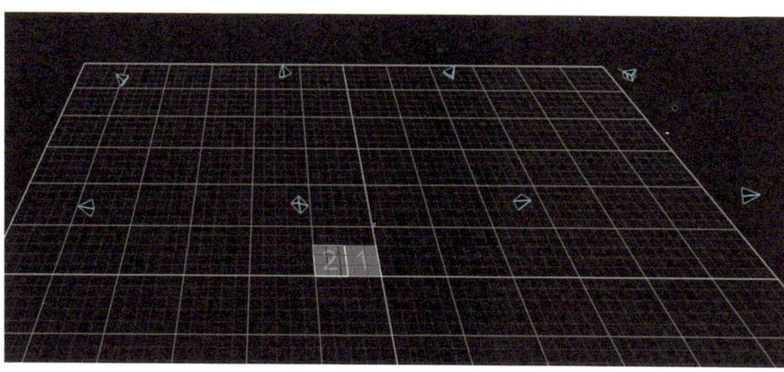


图 3-16　校准后 Motive 软件的采集界面[1]

## 3.3　步态测量

本书参考杜马斯（Dumas）和沃伊图施（Wojtusch）[2]提出的生物力学模型，建立了包括 52 个标记物的解剖学骨性标记集。带有骨性标记的生物力学模型如图 3-17 所示，具体的骨性标记标签及描述如表 3-3 所示，摄像机采样频率设置为 200 Hz。

表 3-3　骨性标记标签及描述

| 标签 | 描述 | 标签 | 描述 |
|---|---|---|---|
| L_IAS | 左髂前上棘坐标 | CV7 | 第七颈椎棘突坐标 |
| L_IPS | 左髂后上棘坐标 | TV10 | 第十胸椎棘突坐标 |
| R_IPS | 右髂后上棘坐标 | SXS | 颈静脉切迹坐标 |
| R_IAS | 右髂前上棘坐标 | SJN | 剑突坐标 |
| L_FTC | 左股骨大转子坐标 | L_SIA | 左肩峰尖端坐标 |
| L_FLE | 左股骨外侧髁坐标 | L_SRS | 左脊骨根坐标 |
| L_FME | 左股骨内侧髁坐标 | L_SAA | 左肩峰角坐标 |
| L_FAX | 左腓骨头坐标 | L_SAE | 左肩峰边缘坐标 |
| L_TTC | 左胫骨粗隆坐标 | L_HLE | 左肱骨外侧髁坐标 |
| L_FAL | 左胫骨外踝坐标 | L_HME | 左肱骨内侧髁坐标 |
| L_TAM | 左胫骨内踝坐标 | L_UOA | 左尺骨鹰嘴坐标 |
| L_FCC | 左后跟骨坐标 | L_RSP | 左侧桡骨茎突坐标 |
| L_FM1 | 左第一跖骨头坐标 | L_UHE | 左侧尺骨小头坐标 |
| L_FM2 | 左第二跖骨头坐标 | L_HM2 | 左手第二掌骨指关节坐标 |
| L_FM5 | 左第五跖骨头坐标 | L_HM5 | 左手第五掌骨指关节坐标 |
| R_FTC | 右股骨大转子坐标 | R_SIA | 右肩峰尖端坐标 |
| R_FLE | 右股骨外侧髁坐标 | R_SRS | 右脊骨根坐标 |
| R_FME | 右股骨内侧髁坐标 | R_SAA | 右肩峰角坐标 |
| R_FAX | 右腓骨头坐标 | R_SAE | 右肩峰边缘坐标 |
| R_TTC | 右胫骨粗隆坐标 | R_HLE | 右肱骨外侧髁坐标 |
| R_FAL | 右胫骨外踝坐标 | R_HME | 右肱骨内侧髁坐标 |
| R_TAM | 右胫骨内踝坐标 | R_UOA | 右尺骨鹰嘴坐标 |
| R_FCC | 右后跟骨坐标 | R_RSP | 右侧桡骨茎突坐标 |
| R_FM1 | 右第一跖骨头坐标 | R_UHE | 右侧尺骨小头坐标 |
| R_FM2 | 右第二跖骨头坐标 | R_HM2 | 右手第二掌骨指关节坐标 |
| R_FM5 | 右第五跖骨头坐标 | R_HM5 | 右手第五掌骨指关节坐标 |

实验开始前，按照图 3-17 中的骨性标记位置对所有参与者进行解剖触诊和反光标记物放置；参与者被要求在实验前穿黑色紧身衣，赤脚或穿袜子，必要时捆扎头发，从而使得标记物位置暴露在相机视野中；使用双面胶粘牢标记物，确

保标记物位置在所有行走实验中保持不变。

首先进行静态实验以确定受试者的体重以及解剖学骨性标记位置，并将其作为运动实验的参考。在静态实验中，受试者直立站在测力台上，下肢伸直，手掌朝前，目视前方，保持身体静止 5 秒。静态实验的侧视图、正视图和后视图分别如图 3-18、图 3-19 和图 3-20 所示。

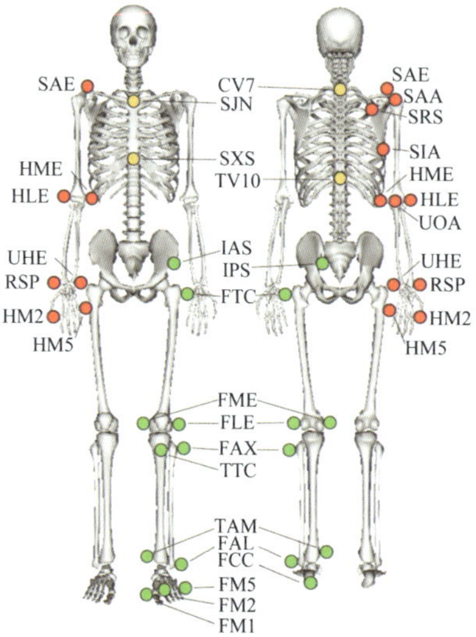


图 3-17 生物力学模型图[2]

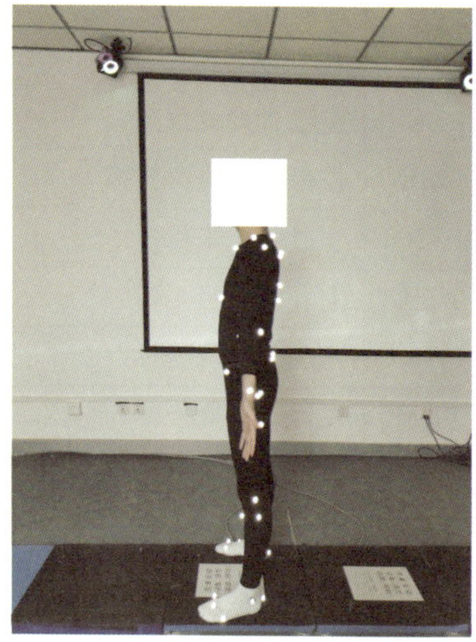

图 3-18 静态实验侧视图[1]

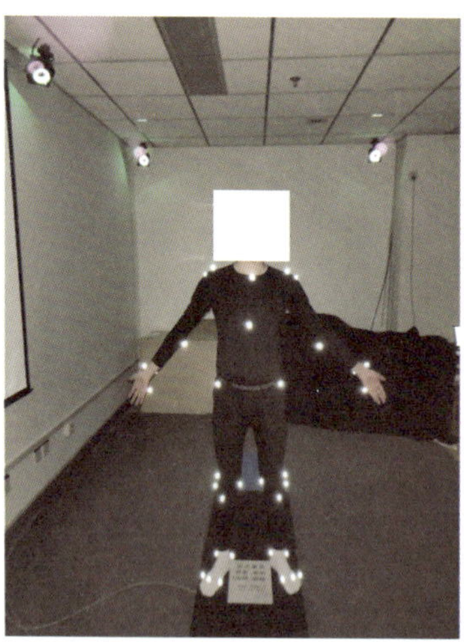

图 3-19 静态实验正视图[1]

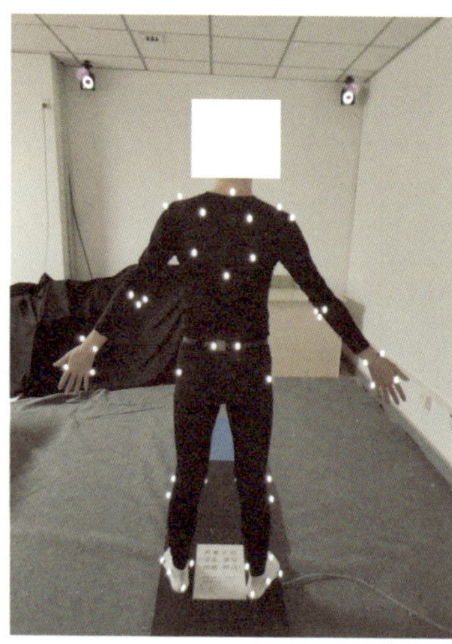

图 3-20 静态实验后视图[1]

静态实验后，受试者被要求在一条近 4 m 的由测力台组成的步行道上行走，以他们自己选择的习惯(正常)速度进行多次运动采集实验，该阶段行走实验持续 5 分钟，行走过程如图 3-21 所示。以上记录需由操作员验证，如果实验过程中缺少任何反光标记物或实验被干扰，则需重新进行实验。

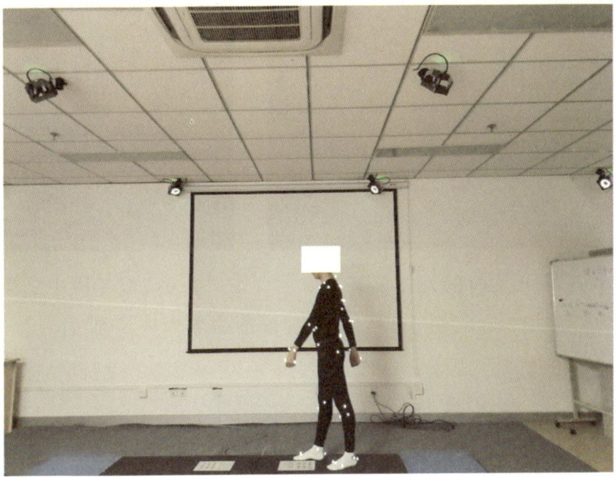

图 3-21　受试者行走实验图[1]

## 3.4　数据处理

为了便于生物力学分析，需要对采集到的数据进行处理。数据处理过程包括步态周期截取、反光标记物标注、反光标记物轨迹缺失数据插值和反光标记物轨迹数据滤波。整个处理过程如图 3-22 所示。

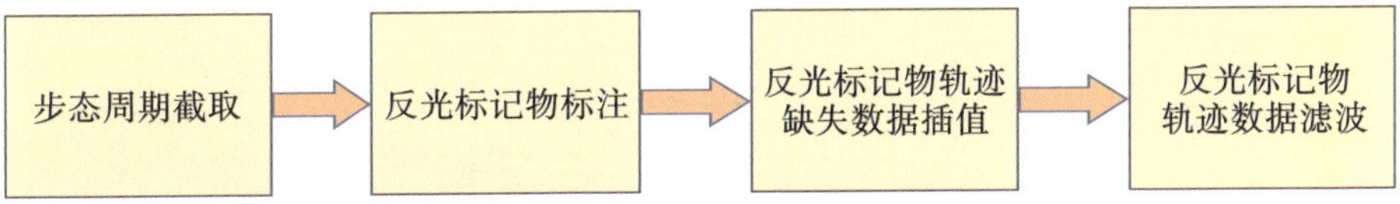


图 3-22　数据处理流程[1]

### 3.4.1　步态周期截取

由于受试者在起步、停止和转身阶段都不是连续且完整的步态周期，且不同受试者以上行为差异过大，难以统一调控，不利于后续的步态分析与识别。因此，本研究对受试者的步态周期进行了截取，舍弃了起步与停止阶段，只留下了正常行走过程中完整的步态周期。在完整的步态周期中，截取片段中开始时的人体姿态与结束时的人体姿态基本保持一致，如图3-23(a)和图 3-23(b)所示。

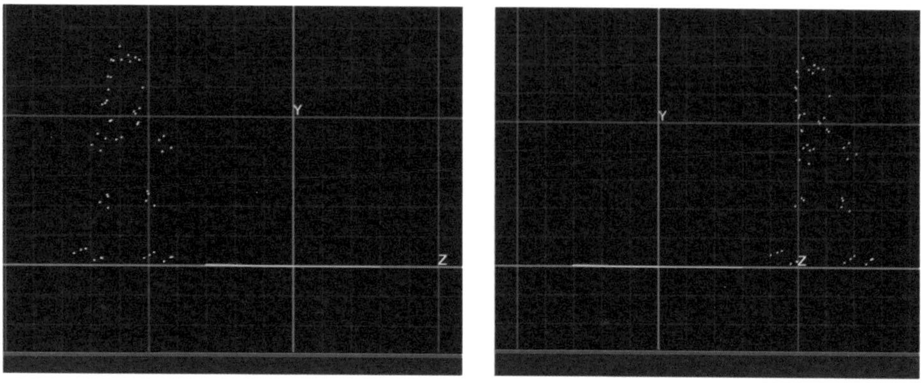


(a)截取片段中开始时的人体姿态[1]　　(b)截取片段中结束时的人体姿态[1]

图 3-23　截取片段前后的人体姿态

### 3.4.2　反光标记物标注

在对步态周期进行截取之后，需要对标记物进行标注，以便后续骨骼模型的构建以及运动学和动力学特征的提取。上一节提到，在受试者身上粘贴 52 个反光标记物，根据反光标记物的相对位置，在 Motive 软件中对 52 个反光标记物进行标注。图 3-24 中完成了对 SJN、SXS、CV7、TV10 以及左半侧躯干与上下肢共 28 个标记点的标注，已被标注的反光标记物呈白色，未被标注的 24 个反光标记物呈橙色。完成静态实验和行走实验的反光标记物标注之后，52 个标记点的三维运动轨迹均显示在软件中。

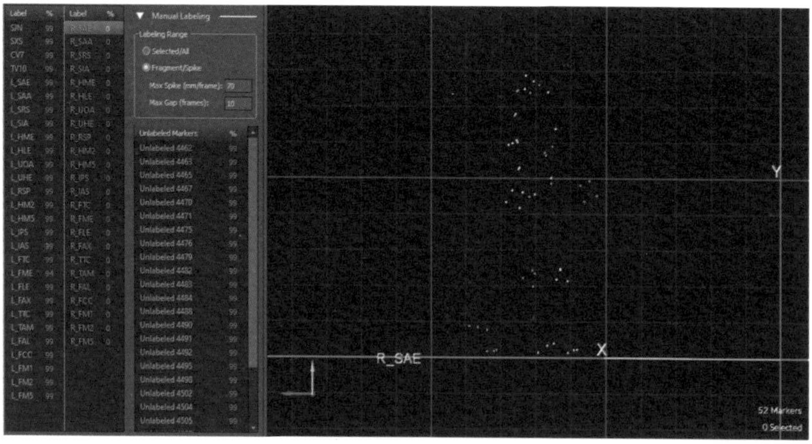


图 3-24　对标记点进行标注[1]

### 3.4.3　反光标记物轨迹缺失数据插值

由于采集过程中会不可避免地存在反光标记物抖动、部分相机视野中多个反光标记物重合遮挡等问题；此外，重建之后的反光标记三维坐标还可能会出现轨迹数据缺失、位置不准确等情况。因此，Motive 软件提供了插值功能 Fill Gaps，界面如图 3-25 所示。点击“Edit Tools”，此后点击“Fill Gaps”，可以选择插值的范围。此外，Motive 在 Interpolation 模块中提供了常值插值、线性插值、三次函数插值以及基于参考的插值方法来解决轨迹数据缺失的问题，轨迹数据缺失情况以及不同插值方法的插值效果如图 3-26 所示。

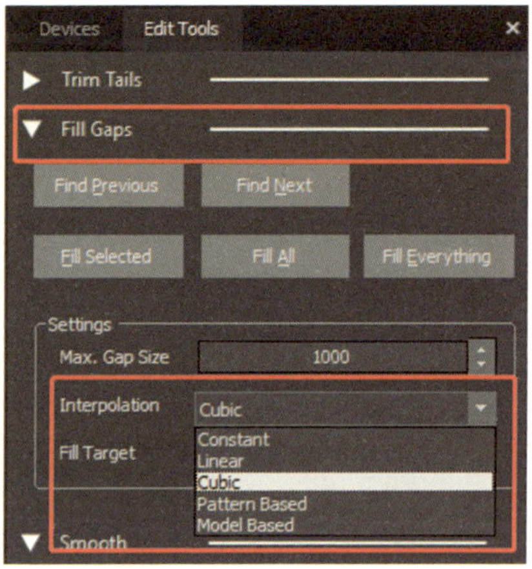


图 3-25　Fill Gaps 功能界面

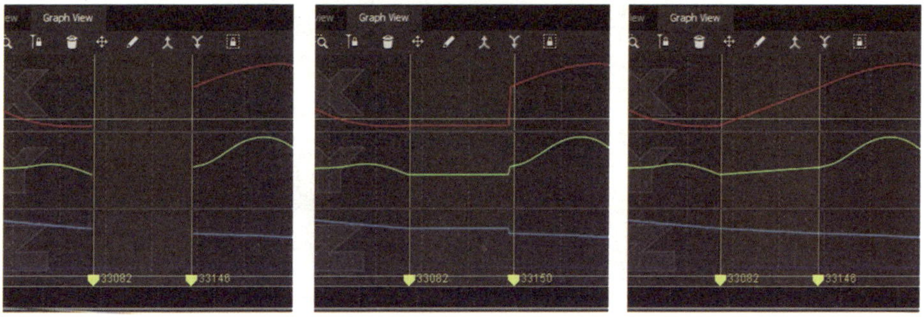


(a)数据缺失情况[1]　(b)常值插值结果[1]　(c)线性插值结果[1]

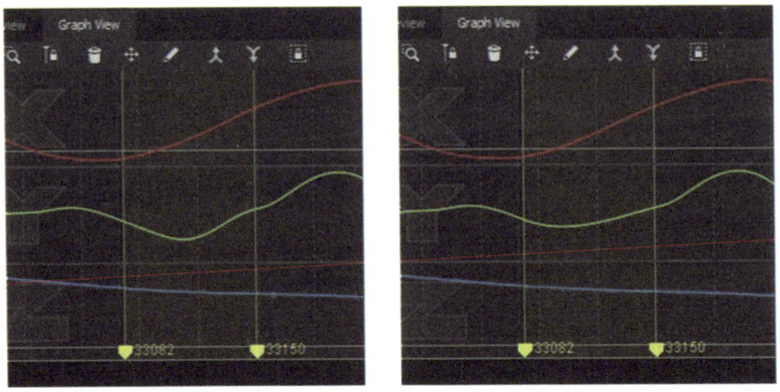


(d)三次函数插值效果[1]　　(e)基于参考的插值效果[1]

图 3-26　数据缺失情况以及不同插值方法的插值效果

在静态校准实验中，由于实验对象静止站立，因此在插值过程中，本研究选择常值插值拟合，来保证标记物静止；而在行走实验中，由于实验对象可能并不完全按直线行走，所以数据的修正也更加复杂。基于模式的插值选项适合填充刚体标记点的缺失，选择的参考标记点与目标标记点以相似的模式移动。当选择多个标记点时，它们和目标标记点之间会建立一个刚性关系，通过这个关系，将参考标记点的轨迹曲线填充到目标标记点缺失的数据曲线处。

接下来介绍一个数据修补的具体示例。如图 3-27 所示，在选定帧数下，骨性标记 L_HME 存在反光抖动、轨迹缺失的问题。图中 L_HME 点的轨迹曲线发生了剧烈的跳跃，这不符合实际情况，可能是受到了反光的影响。因此，我们先将此段轨迹删除，删除后该点轨迹如图 3-28 所示。

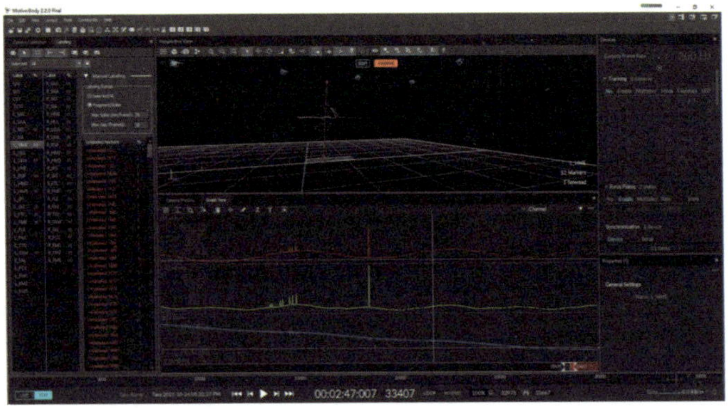


图 3-27　出现问题的数据段

此时出现了大段的数据缺失，常值拟合、线性拟合、三次函数拟合等方法已经不足以解决上述问题。L_HME 为肱骨上髁内侧坐标，与骨性标记 L_UOA、L_HLE 均位于左小臂，而在左小臂这一刚体中，骨性标记的相对运动轨迹是一致的。因此，我们选择骨性标记 L_UOA、L_HLE 作为参考，对 L_HME 的轨迹进行插值拟合，如图 3-29 所示。

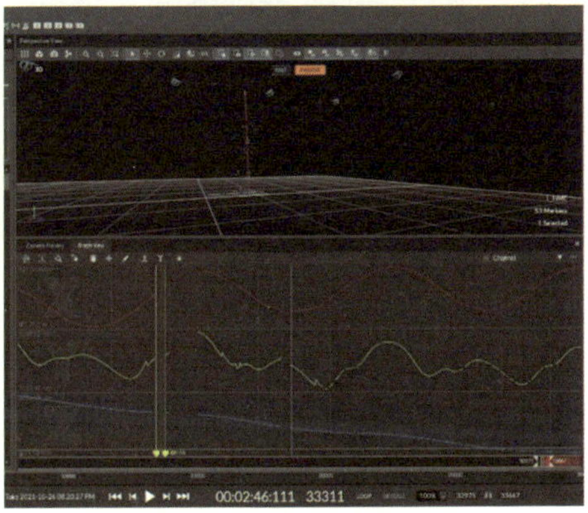


图 3-28　删除错误数据段

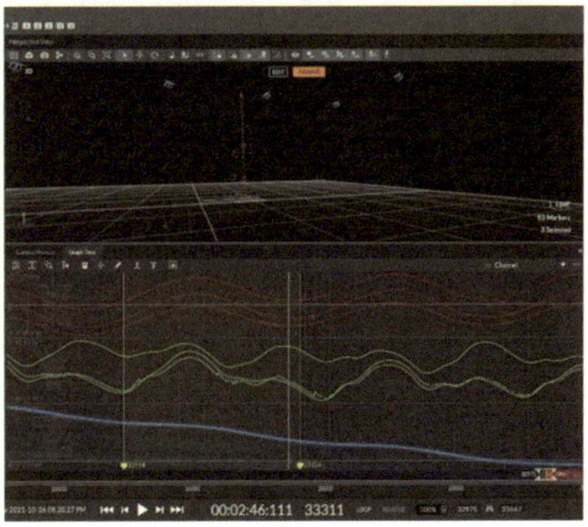


图 3-29　对 L_HME 的轨迹进行插值拟合

### 3.4.4　反光标记物轨迹数据滤波

粘贴的反光标记物可能因抖动而产生运动噪声，不利于后续的步态分析，因此需要对反光标记物轨迹数据滤波。点击 Edit Tools 中的"Smooth"选项，和插值功能相同，"Smooth"也可以选择滤波的范围，如图 3-30 所示。Motive 可以对当前选择部分、当前轨迹和所有轨迹滤波。此外，"Smooth"选项可通过设置截止频率 Filter Cutoff Frequency 对轨迹曲线的噪声进行滤波，使得标记点的轨迹曲线更加平滑。低截止频率可以平滑大部分陡变的轨迹，但会导致数据幅度变小，产生一定的失真；而高截止频率仅平滑数据轨迹上的抖动，对数据影响较小。因此，在数据滤波过程中，要根据轨迹的实际情况设置截止频率。在人体行走实验过程中，截止频率通常设置在 6～8 Hz 范围内。滤波前后反光标记物轨迹曲线分别如图 3-31(a)和图 3-31(b)所示。

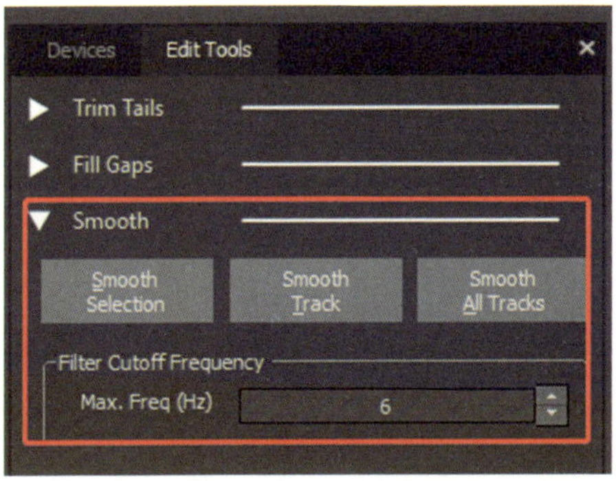


图 3-30　Smooth 功能界面

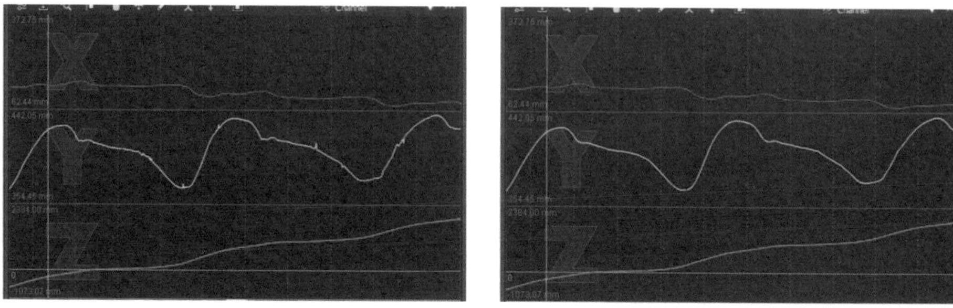

(a)滤波前反光标记物轨迹曲线[1]　　(b)滤波后反光标记物轨迹曲线[1]

图 3-31　滤波前后反光标记物轨迹曲线对比图

采集数据处理完毕后,操作员将数据导出为 C3D 文件格式,便于后续的处理。最终,每个受试者导出 5 段去程的步态数据以及 5 段回程的步态数据。

## 参考文献

[1] 代启航. 基于步态分析和确定学习的脊髓型颈椎病辅助诊断[D]. 济南:山东大学,2023.

[2] DUMAS R, WOJTUSCH J. Estimation of the body segment inertial parameters for the rigid body biomechanical models used in motion analysis[C]// Müller B, Wolf S,eds. Handbook of Human Motion. Cham: Springer, 2018: 47-77.

# 第 4 章　基于视频的运动捕捉技术

人体骨骼关节点提取是一种以人体骨骼关节点作为研究对象[1]，通过检测关节点的位置信息，估计关节点之间的联系进而重构人体肢干的方法[2]，如图 4-1所示。它是完成人体行为识别[3,4]、姿态跟踪[5,6]、人物图像生成[7]和人机交互[8]等高级任务的基础环节，相关研究受到了广泛关注。根据提取的特征维度，这些方法可以分为二维方法和三维方法。前者主要应用于二维图像，后者常应用于深度摄像头获得的深度图像。此外，微软的 Kinect 也在人体关节特征提取中发挥着重要作用。

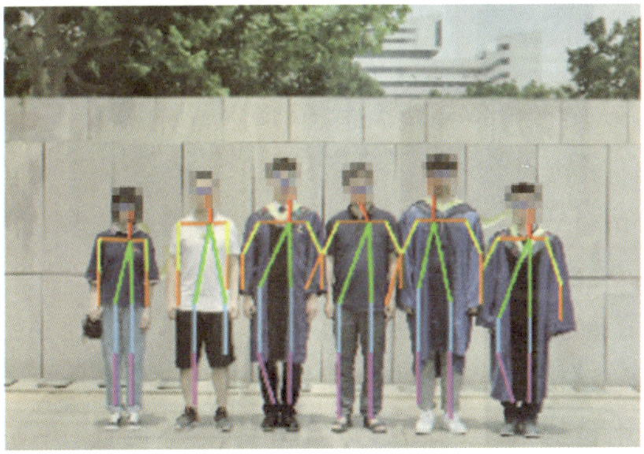

图 4-1　人体姿态估计示例图

二维人体关节点提取方法主要提取二维图像中的边缘、轮廓和颜色特征等，从而实现关节定位和跟踪。这类方法简单易行，但难以准确获得关节的三维位置信息。为此，研究人员提出利用单视图或多视图，根据人体形状先验和几何约束直接回归三维关节位置的方法。这些方法的精度较二维方法有显著提高，但仍受限于相机视角和遮挡等因素。

三维人体关节点提取方法利用深度摄像头获得的深度图像实现更为准确

的关节三维定位。这类方法不受传统视觉算法的限制,可以直接获取三维空间信息。代表工作包括采用随机森林在深度图中回归关节三维坐标的方法和基于深度图构建三维形状模型配合优化算法估计关节位置的方法等。这些方法实现了较高的三维定位精度,但受深度摄像头分辨率和精度的限制。

微软的 Kinect 包含传统 RGB 摄像头和红外深度摄像头,可以同时获取二维颜色图像和深度图像,为人体关节特征的提取提供了条件。许多研究工作利用 Kinect 获取多模态数据,采用数据融合的方法实现人体关节的精确定位。这些方法综合运用了二维和三维信息,在一定程度上弥补了单二维或三维方法的不足,实现了较高的特征提取精度。

综上所述,人体关节特征提取取得了较大进展,相关算法日益完善。二维和三维方法各有优势,前者简单实用但精度有限,后者精度较高但设备成本高。Kinect 的出现为这两个方法的融合提供了可能,并提高了人体关节特征提取效率。随着感知设备和算法的进一步发展,人体关节特征提取精度会达到更加可靠的程度,为人体姿态分析等技术的产业化应用奠定基础。

## 4.1 基于 Openpose 的人体骨骼关键点提取

目前基于深度学习的二维图像人体骨骼关键点提取主流算法包括以下两种:

(1)“Top-down”(自顶向下):这种算法首先检测人体所在区域,再确定检测区域内的人体关键点。

(2)“Bottom-up”(自底向上):这种算法通常先检测图片中所有的人体关键点,然后将这些关键点对应到不同的人物个体。

相比于自底向上的骨骼关键点提取算法,自顶向下的估计算法因为需要对检测出的每个人体区域分别做前向关键点检测,所以速度较慢。因此,Openpose[9]采用自底向上的算法进行人体姿态估计,并通过部分亲和域(part affinity fields,PAF)来表示不同身体部位之间的关系。Openpose 可以同时处理多个人物,并且在保持高精度的同时实现实时性能。Openpose 人体姿态估计的流程如图 4-2 所示。

系统以一张尺寸为 $w \times h$ 的彩色图像作为输入,如图 4-2(a)所示,并生成每个人在图像中解剖关键点的二维位置作为输出,如图 4-2(e)所示。首先使用一个前馈网络同时预测一组二维置信度图 $S$,表示身体部位位置[见图 4-2(b)],以及一组二维向量场 $L$,表示部位之间关联的程度[见图 4-2(c)]。集合 $S=(S_1,S_2,\cdots,S_J)$包含 $J$ 个置信度图,每个部位对应一个置信度图,其中 $S_J$

$\in \mathbf{R}^{w\times h}$，$j\in\{1,2,\cdots,J\}$。集合 $L=(L_1,L_2,\cdots,L_C)$ 包含 $C$ 个向量场，每个位置对应一个向量场，其中 $L_c\in \mathbf{R}^{w\times h\times 2}$，$c\in(\{1,2,\cdots,C\}$，$L_c$ 中的每个图像位置编码了一个二维向量。最后，置信度图和关联场通过贪婪推理解析，如图 4-2(d)所示，输出图像中所有人的二维关键点。下文将详细叙述各个环节的原理。

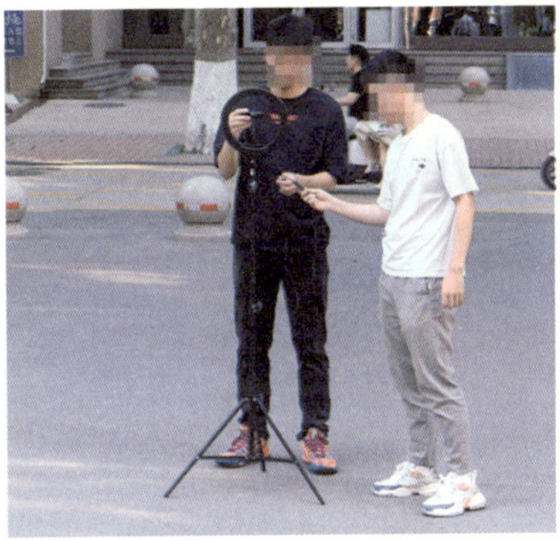

(a)输入图像

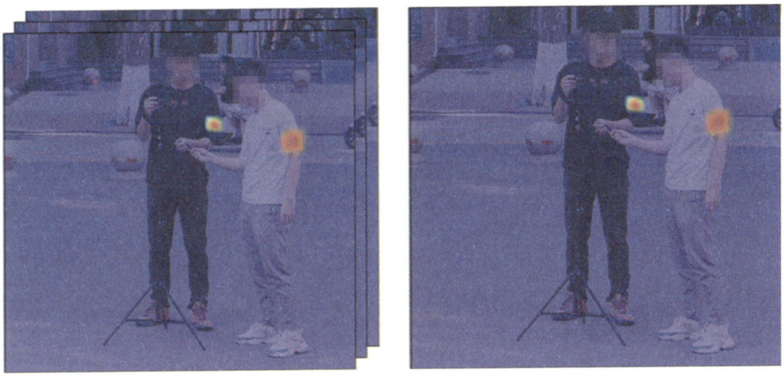

(b)局部置信度映射

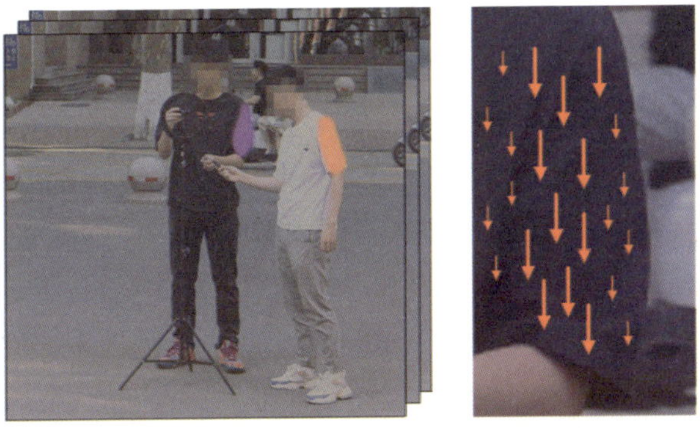

(c)部分亲和域

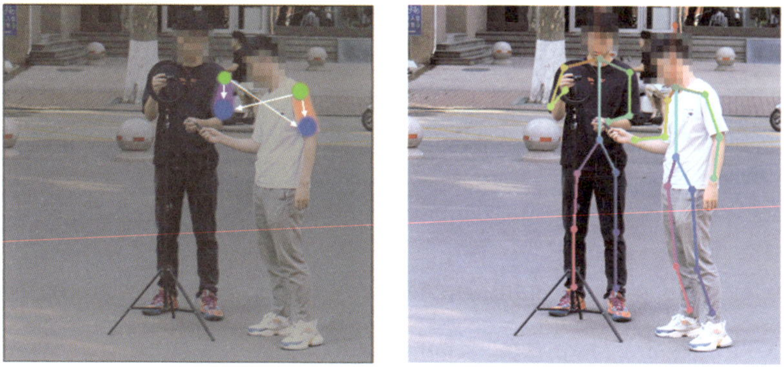

(d)两部分匹配　　　　(e)解析结果

图 4-2　Openpose 人体姿态估计流程[9]

### 4.1.1　网络架构

Openpose 提出的网络结构如图 4-3 所示，该网络结构同时预测编码部分关联的检测置信度图和亲和域。网络结构分为两个分支，其中上分支预测关键点的热量图，而下分支预测亲和域，且每一个分支都是一个迭代的预测结构。

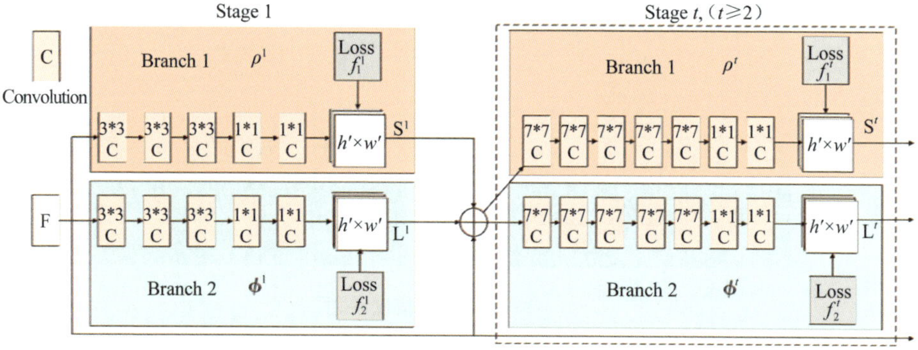


图 4-3　Openpose 网络结构[9]

图像首先通过卷积网络进行分析(使用 VGG-19[10] 的前 10 层来初始化并且微调)，生成了一组特征图 F，作为第一阶段的输入。在第一阶段，网络产生一组关键点置信度图 $S^1=\rho^1(\mathrm{F})$、一组亲和域 $L^1=\varphi^1(\mathrm{F})$。在后续的阶段中，前一个阶段的两个分支预测结果和原始图像特征 F，进行拼接合并(concat)，用于产生更好的预测结果。每个阶段的网络输入为：

$$S^t=\rho^t(\mathrm{F},S^{t-1},L^{t-1}),\ \forall t\geqslant 2$$

$$L^t=\varphi^t(\mathrm{F},S^{t-1},L^{t-1}),\ \forall t\geqslant 2$$

为了引导网络迭代预测置信度图和亲和域，Openpose 在每个阶段后都使用了损失函数，其对预测结果和真实标签使用了 $L^t$ 损失，并且使用空间加权的方式来解决部分数据并非所有人都有标签的问题。特别地，在阶段 $t$ 下两个分支的损失函数分别为：

$$f_S^t = \sum_{j=1}^{J} \sum_{p} W(p) \times \| S_j^t(p) - S_j^*(p) \|_2^2$$
$$f_L^t = \sum_{c=1}^{C} \sum_{p} W(p) \times \| L_c^t(p) - L_c^*(p) \|_2^2 \tag{4-1}$$

其中，$S_j^*$ 为真实的关节点置信图；$L_c^*$ 为亲和向量域；$W$ 为二值掩码，$W(p)=0$ 表示关键点 $p$ 的实际标注丢失。二值掩码用于避免在训练时降低真阳性的预测。总的损失为：

$$f = \sum_{t=1}^{T} (f_S^t + f_L^t) \tag{4-2}$$

### 4.1.2　人体区域检测的置信图

为了评估训练过程每个阶段中的 $f_S$，Openpose 从标注的 2D 关节点生成真实置信度 $S^*$，每个置信图均为 2D 表示，代表人们相信某个身体部位出现在每个像素位置的可能性。理想情况下，如果图像中只有一个人，并且此人的关键点都可见，那么每张置信度图中都存在一个单峰值；如果图像中存在多人，则对于每个人可被看见的第 $j$ 个关节点都会有相应的峰。

Openpose 首先为每个人生成置信图 $S_{j,k}^*$，$x_{j,k} \in \mathbf{R}^2$ 是图中第 $k$ 个人的第 $j$ 个关键点的真实位置。对于 $S_{j,k}^*$ 来说，在位置 $p \in \mathbf{R}^2$ 处的值的定义为：

$$S_{j,k}^*(p) = \exp\left(-\frac{\| p - x_{j,k} \|_2^2}{\sigma^2}\right) \tag{4-3}$$

其中 $\sigma$ 控制着峰值的扩散。网络要预测的真实置信度图是通过 max 算法聚合单个置信度图计算的：

$$S_{j,k}^*(p) = \max_{k} S_{j,k}^*(p) \tag{4-4}$$

## 4.2　部分关联的亲和域

在给定一组检测到的身体部位的情况下[见图 4-4(a)]，Openpose 为每对身体部位检测之间的关联提供一个置信度测量，来判断它们是否属于同一个人，以此组合起来形成未知数量人的完整姿势。为了解决当人们拥挤在一起导致的错误关联，Openpose 使用部分亲和域对检测到的关节点进行有效关键点对判断和连接[见图 4-4(b)]。

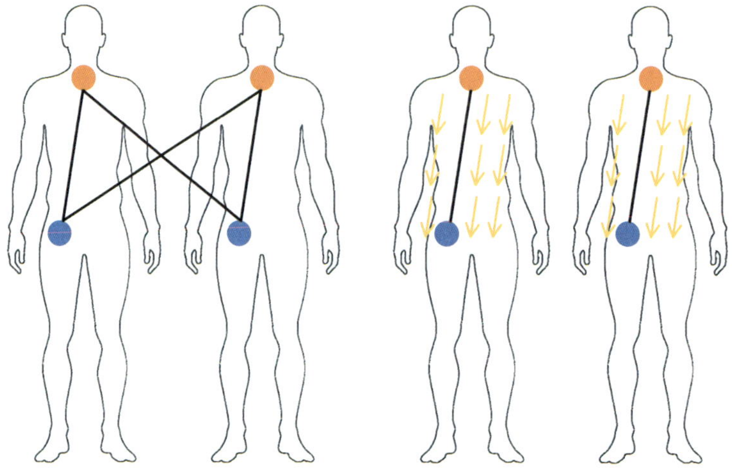

(a)检测的特定部位图　　(b)使用 PAF 算法进行部位识别

图 4-4　Openpose 匹配图

PAF 部分亲和字段是一种非参数表示方法，它包含一组 2D 向量场，这些向量场编码了肢体在图像域中的位置和方向。具体来说，对于每对身体部位(如右肘和右手腕)，PAF 都会生成一个向量场，该向量场描述了连接这些部位的肢体的方向。在测试过程中，Openpose 通过计算连接候选部位位置的线段上的对应亲和场的线积分来衡量候选部位检测之间的关联，即测量预测的亲和场与通过连接检测到的身体部位形成的候选肢体之间的对齐程度。具体而言，对于两个候选部位位置 $d_{j1}$ 和 $d_{j2}$，Openpose 沿线段采样预测的部分亲和场 $L_c$，以测量它们关联的置信度：

$$E=\int_{u=0}^{u=1} L_c(p(u)) \cdot \frac{d_{j2}-d_{j1}}{\| d_{j2}-d_{j1} \|_2} du \tag{4-5}$$

式中，$p(u)$是对两个关节点 $d_{j1}$、$d_{j2}$ 之间的位置进行插值，插值公式为：

$$p(u)=(1-u)d_{j1}+ud_{j2} \tag{4-6}$$

在代码具体实施中，Openpose 通过对 $u$ 进行均匀采样以及求和来近似计算积分。

通过同时推断这些检测和关联的底层表示形式，可以充分编码全局上下文，并使用贪婪算法自下而上解析步骤实现高质量结果。PAFs 的主要优点是可以捕获肢体之间的关系，这对于多人姿势估计非常重要。此外，PAFs 还可以捕获肢体的方向信息，这对于更准确地估计姿势非常有用。因此，PAFs 是一种强大的工具，并可用于多人姿势估计和其他许多计算机视觉任务。

## 4.3　利用 Openpose 技术获取人体骨骼关键点示例

根据以上原理，结合代码工程项目，Openpose 从二维图片中获取人体关节点的步骤如下：

(1)图像预处理：首先，将输入的彩色图像调整为固定大小，并进行必要的预处理操作，如归一化和图像增强。预处理操作有助于提高算法的鲁棒性和性能。

(2)前馈网络(feedforward network)：Openpose 使用一个前馈神经网络来处理预处理后的图像。该网络通常采用深度卷积神经网络(deep convolutional neural networks, DCNN)结构，提取图像中的特征。这些特征可以表示人体的外观、姿势和结构信息。

(3)关节点检测(keypoint detection)：在前馈网络的最后一层，Openpose 会生成一组置信度图(confidence maps)，用于检测人体各个关节点的存在概率。每个置信度图都对应一个关节点，如头部、手臂、腿部等。置信度图的尺寸与原始图像相同，每个像素点表示对应关节点存在的概率。

(4)关节点匹配(keypoint localization)：通过解析置信度图，Openpose 会确定每个关节点在图像中的精确位置。通常，每个关节点会有一个具有最高置信度的峰值，可以通过寻找峰值位置来获取关节点的二维坐标。峰值检测方法可以使用局部极大值或其他更精确的技术。

(5)关节点连接(keypoint connection)：Openpose 还会生成一组关节点连接信息，用于确定关节点之间的姿势连接关系。这些连接信息可以通过生成一组向量场(vector fields)来表示，其中每个向量表示两个关节点之间的连接强度和方向。向量场可以指导后续的姿势重建和分析。

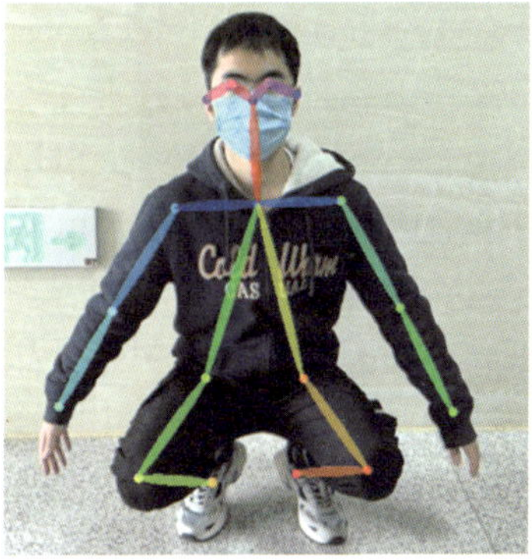

图 4-5　Openpose 骨骼关键点提取效果图

通过以上步骤，Openpose 可以从一张图像中获取图像中所有人的关节点坐标，这些关节点坐标可以表示人体的姿势信息，如头部、手臂、腿部等的位置和姿态，如图 4-5 所示。

## 参考文献

[1] 卢健，杨腾飞，赵博，等. 基于深度学习的人体姿态估计方法综述[J]. Laser & Optoelectronics Progress，2021，58(24)：2400005.

[2] MUNEA T L，JEMBRE Y Z，WELDEGEBRIEL H T，et al. The progress of human pose estimation：a survey and taxonomy of models applied in 2D human pose estimation[J]. IEEE Access，2020，8：133330-133348.

[3] WANG C，WANG Y，YUILLE A L. An approach to pose-based action recognition[C]//Proceedings of the IEEE Conference on Computer Vision and Pattern Recognition. New Jersey：IEEE，2013：915-922.

[4] LIANG Z，WANG X，HUANG R，et al. An expressive deep model for human action parsing from a single image[C]//2014 IEEE International Conference on Multimedia and Expo (ICME). New Jersey：IEEE，2014：1-6.

[5] CHO N G，YUILLE A L，LEE S W. Adaptive occlusion state estimation for human pose tracking under self-occlusions [J]. Pattern Recognition，2013，46(3)：649-661.

[6] XIAO H N B，XIONG C，ZHU S C. Joint action recognition and pose estimation from video[C]//Proceedings of the IEEE Conference on Computer Vision and Pattern Recognition. New Jersey：IEEE，2015：1293-1301.

[7] HUANG Y W，ZHAO P，YOU Y D. Pose-guided human image synthesis based on fusion FeatureFeedback mechanism[J]. Laser & Optoelectronics Progress，2020，57(14)：111-121.

[8] SHOTTON J，SHARP T，KIPMAN A，et al. Real-time human pose recognition in parts from single depth images[J]. Communications of the ACM，2013，56(1)：116-124.

[9] CAO Z，SIMON T，WEI S E，et al. Realtime multi-person 2d pose estimation using part affinity fields[C]//Proceedings of the IEEE Conference on Computer Vision and Pattern Recognition. New Jersey：IEEE，2017：7291-7299.

[10] SIMONYAN K，ZISSERMAN A. Very deep convolutional networks for large-scale image recognition[C]//Yoshua Bengio，Yann Lecun，3rd International Conference on Learning Representations. Computational and Biological Learning Society，2015：1-14.

# 第 5 章　基于惯性运动捕捉设备的步态采集技术

## 5.1　设备介绍

惯性运动捕捉系统通过将惯性传感器绑定在人身体主要骨骼上，如足部、小腿、大腿等，实时测量每段骨骼的旋转，利用正向运动学(forward kinematics，FK)和反向运动学(inverse kinematics，IK)实时推导计算出整个人身体的运动参数。

经过前期调研，我们发现目前市场上的国产惯性运动捕捉设备在数据采样率和采样精度方面存在不足，且缺乏抗磁干扰功能，难以满足步态采集的严格要求。因此，本书选用 Xsens MVN 惯性运动捕捉系统进行步态采集。Xsens MVN 惯性运动捕捉系统主要采集受试者的运动学数据，包含关节角度、加速度、角速度、刚体运动学数据、刚体坐标、身体重心位置数据等，从而分析人体重心运动轨迹和关节运动状况。Xsens MVN 惯性运动捕捉系统能够在各种实验环境下进行运动学数据的采集和分析，并将完整的运动学数据实时输出，基于人的动作模式和逻辑机理，做运动康复研究。Xsens MVN 惯性运动捕捉系统包括硬件部分和软件部分。硬件部分包括以下五部分(见图 5-1)：①充电底座；②便携收纳包；③全身穿戴套装；④ Awinda 基站；⑤ 17 个无线惯性传感器(MTw)和一个道具传感器。

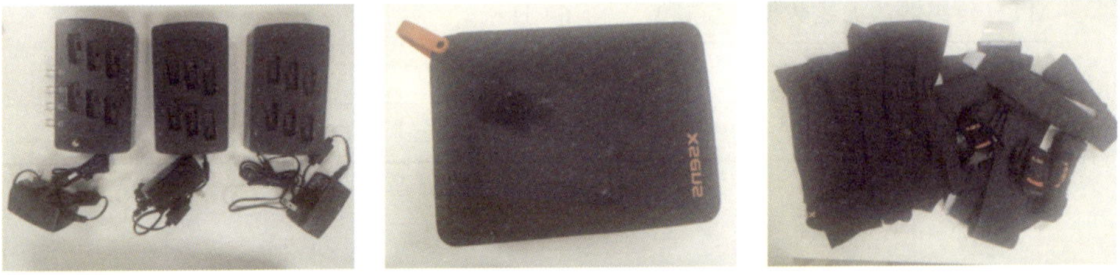

(a)充电底座　　(b)便携收纳包　　(c)全身穿戴套装

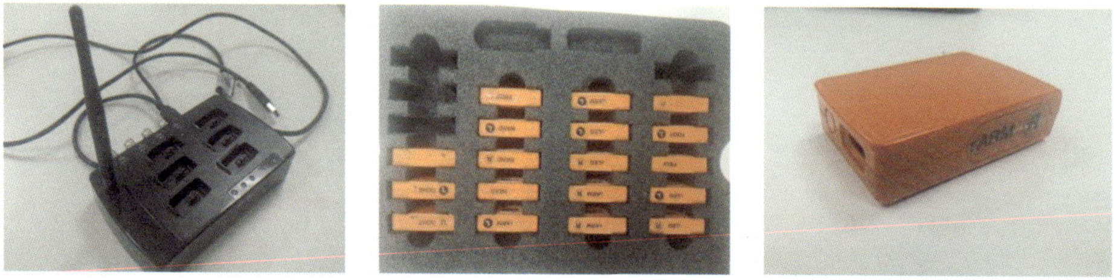

(d)Awinda 基站　　(e)无线惯性传感器　　(f)道具传感器

图 5-1　Xsens MVN 硬件部分图[1]

MTw 传感器内部结构集成了加速度传感器芯片、陀螺仪传感器芯片以及磁传感器芯片，并通过低功耗蓝牙与移动设备进行数据传输。此传感器内部由一个微型的纽扣可充电电池供电。通过将 MTw 传感器安装于人体的四肢或躯干上，利用捆绑带固定，能够精确测量肢体的运动参数，包括加速度、速度以及方向的变化。这些数据通过蓝牙信号高效地传输至 Xsens MVN 软件进行后续处理。Xsens DOT 技术参数如表 5-1 所示。Awinda 基站负责接收并同步来自所有无线连接的 MTw 传感器的数据。充电器能够同时为 6 个 MTw 传感器充电。而 Xsens 设备的配套软件——MVN Analyze/Animate，则为用户提供了强大的功能，包括实时查看与记录运动数据、离线回放，以及对先前录制的数据进行分析和编辑。

**表 5-1　Xsens DOT 技术参数**

| 项目 | 数值 |
|---|---|
| 内部采样频率 | 800 Hz |
| 延迟 | 30 ms |
| 传感器尺寸 | 36.30 mm×30.35 mm×10.80 mm($l\times w\times h$) |
| 延迟 | 2.8 ms |
| 连续使用时长 | 6 h |
| 质量 | 10.8 g |
| MTw 传感器的无线数据更新频率 | 60 Hz |
| 感应轴向 | 3 axes |
| 满量程 | ±2000°/s，±16 g，±8 Gauss |

## 5.2　步态测量

首先，按照 MVN Analyze 软件操作手册的指导，受试者身穿对应型号的紧身衣，将惯性传感器 STRN、SHOU(L)、SHOU(R)粘贴至紧身衣的相应位置，利用安装带将除道具传感器外的其他传感器固定在受试者身体指定位置。传感器的具体名称及其对应的固定位置如表 5-2 所示。穿戴完之后的状态如图 5-2所示。之后，打开 MVN Analyze 软件，开启无线传感器，连接无线路由器，如图 5-3 所示。随后仔细检查显示屏上的传感器状态指示灯，若 17 个传感器绿灯均开启，说明设备工作正常。此时，在软件界面输入受试者的身高、脚大小、肩高、肩宽、肘部跨度、腕部跨度、臂距、腰角高、腰角宽、膝高、脚踝高和鞋底高，此时的受试者身体参数配置界面如图 5-4 所示。配置完成后，MVN Analyze 软件会自动匹配并生成一个与受试者体型相符的骨骼模型。

**表 5-2　传感器的名称及位置对照表**

| 传感器名称 | 对应位置 | 传感器名称 | 对应位置 |
|---|---|---|---|
| HEAD | 头部 | STRN | 胸部 |
| SHOU(L) | 左肩胛骨 | SHOU(R) | 右肩胛骨 |
| UARM(L) | 左大臂 | UARM(R) | 右大臂 |
| FARM(L) | 左小臂 | FARM(R) | 右小臂 |
| LHAND | 左手 | RHAND | 右手 |
| ULEG(L) | 左大腿 | ULEG(R) | 右大腿 |
| LLEG(L) | 左小腿 | LLEG(R) | 右小腿 |
| FOOT(L) | 左足 | FOOT(R) | 右足 |
| PELV | 腰部 | PROP1 | 道具传感器(备用) |

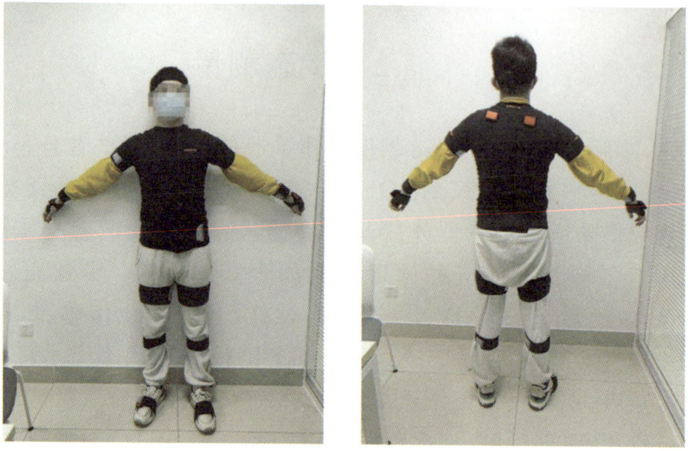

(a)穿戴正视图　　(b)穿戴后视图

图 5-2　Xsens 穿戴图[1]

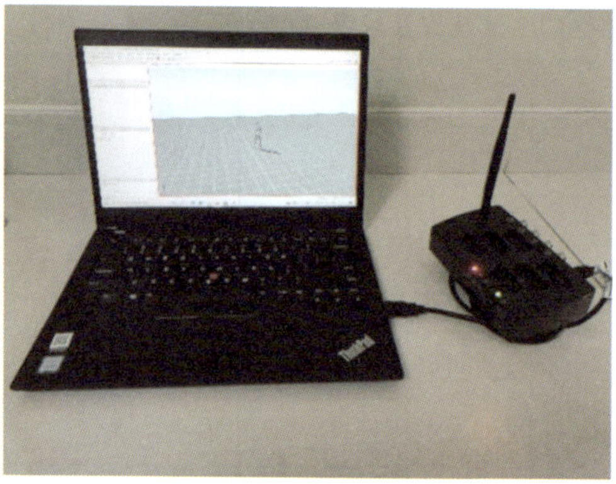

图 5-3　利用 MVN Analyze 软件进行步态采集[1]

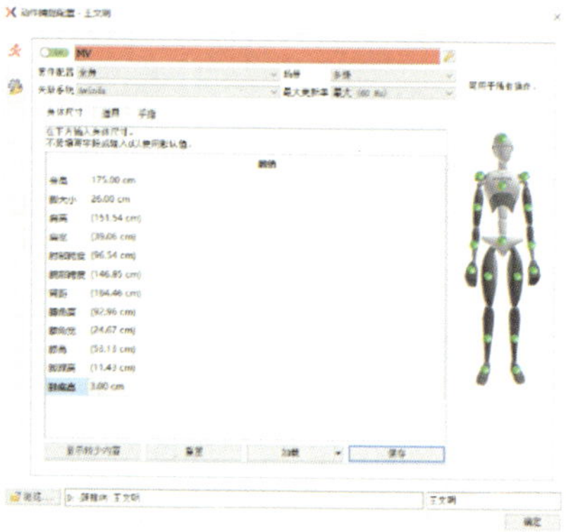

图 5-4　受试者身体参数配置界面

在此之后,根据 MVN Analyze 软件的进一步提示,开始进行人体姿态的校准。首先配置校准,通常在设置中选择“我帮别人校准”,并在校准方法中选择“N 型姿势”,软件界面如图 5-5 所示。N 型姿势对受试者有以下几点要求:①直立在水平面上;②双脚平行站立,相距 1 英尺(30.48 cm)宽;③腰背挺直;④不要抬起肩膀;⑤双臂(垂直)伸直于身体两侧,拇指朝前;⑥面向前方;⑦保持 N 型姿势不动。具体的校准过程包括如图 5-6 所示的 5 个步骤:①找到初始位置;②保持姿势(4 秒);③四处活动(15 秒);④等待处理(最多 60 秒);⑤站好不动(最多 8 秒)。校准过程软件界面如图 5-7 所示。

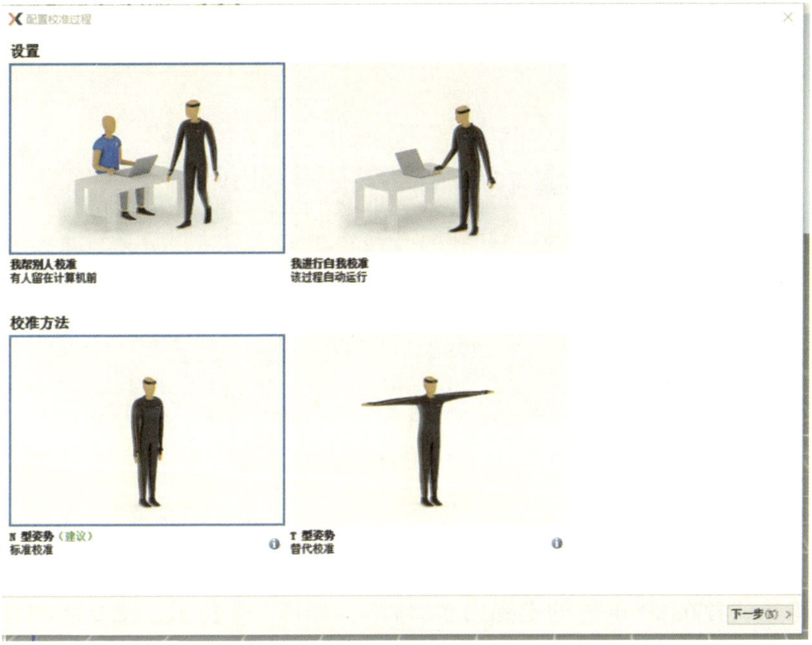


图 5-5　配置校准过程

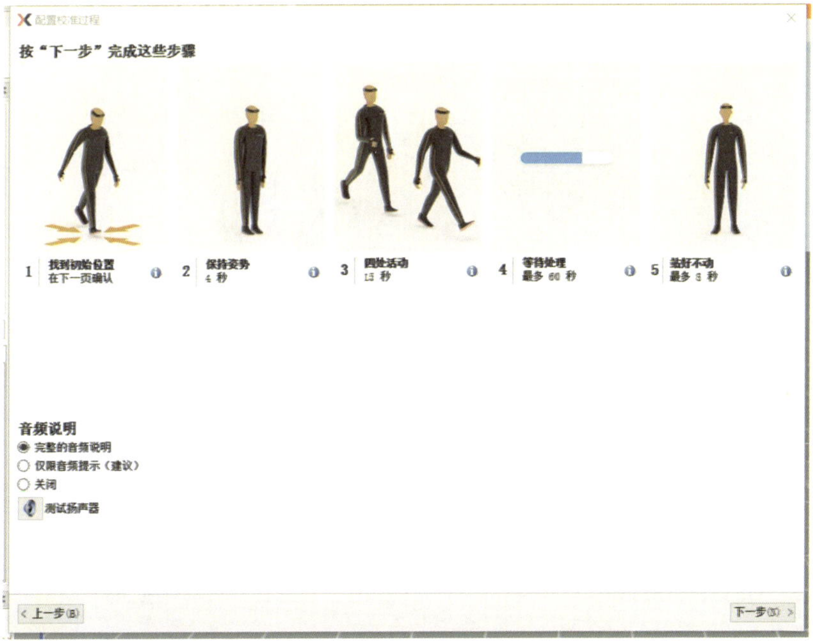


图 5-6　校准过程

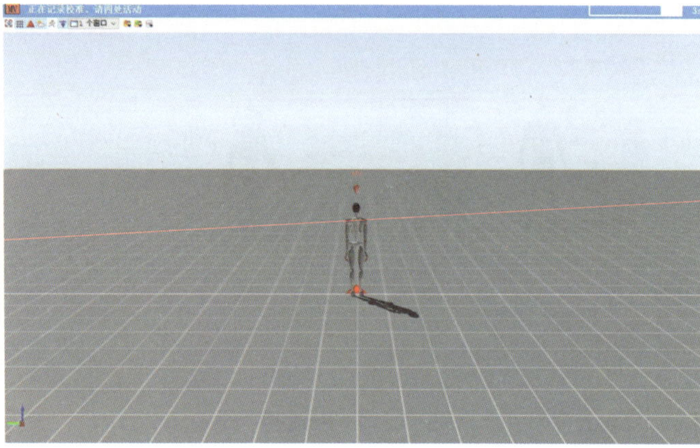

图 5-7 校准过程软件界面

校准完成后，观测受试者步行姿势，若校准效果可接受，即受试者姿态被软件准确捕捉且无明显偏差，则可以准备进行步态的采集。在步态采集阶段，受试者在 20 m 长的走廊内来回行走，如图 5-8 所示。受试者被要求在走廊内来回行走 3 分钟，这一时长通常足以捕捉到足够的步态周期数据。由 Xsens MVN 软件实时记录采集过程，软件采集界面如图 5-9 所示。采集完成后，点击“保存”。

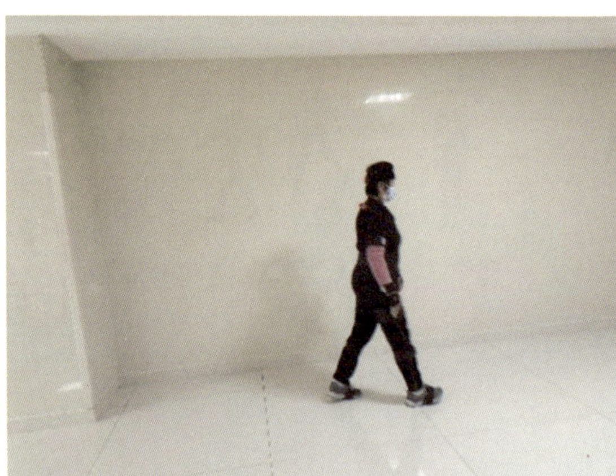

图 5-8 受试者在走廊内来回行走[1]

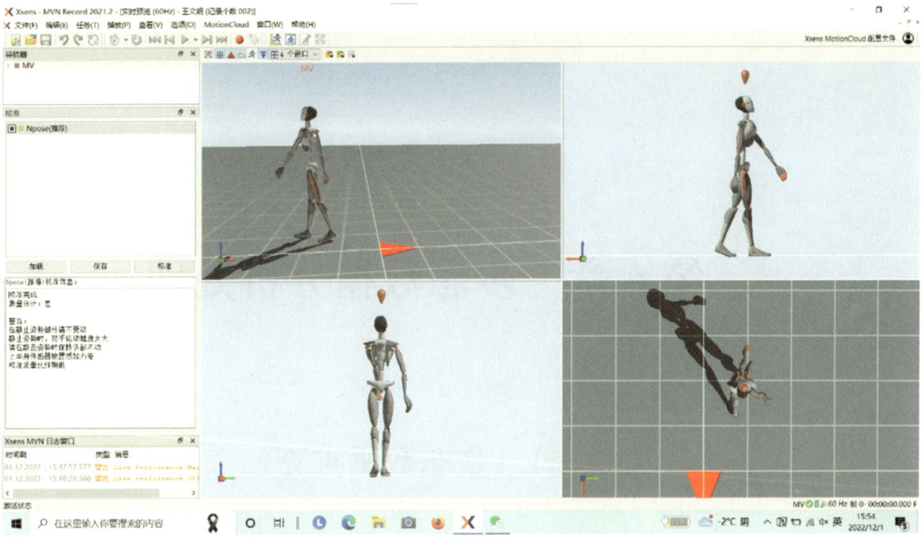


图 5-9　Xsens MVN 步态采集界面[1]

数据记录完毕后，MVN Analysis/Animate 软件提供了多种功能，包括回放、重新处理、视频同步和编辑。其中，一个名为“再处理 HD”的高级处理选项结合了 MVN 分析与动画功能，旨在通过利用文件中的全部数据来实现运动记录的最佳性能。处理流程结束后，将文件导出为“mvnx”格式，以便后续的处理。

## 参考文献

[1] 代启航. 基于步态分析和确定学习的脊髓型颈椎病辅助诊断[D]. 济南：山东大学，2023.

# 第6章 步态数据分析处理

## 6.1 步态数据扩充

获取高质量的步态数据一直都是生物力学和步态分析领域面临的一大挑战。由于实验场地有限,所测得的连续步态周期数目往往不足,导致可用步态数据稀缺。为应对这一难题,拼接多段采集数据以扩充数据量成为一种可行的解决方案。

然而,若直接对导出的步态特征数据(如关节角度、角速度)进行拼接,会存在以下弊端:一是步态特征数据种类繁多,若对每类特征单独进行拼接,难以确定一个统一的拼接点,导致不同的步态特征可能在数据拼接点处不平滑;二是关节角速度和关节角加速度分别为关节角度对时间的一阶微分和二阶微分,即每组关节角速度的特征数据相较关节角度的特征数据会丢失初始值和末尾值,若经过 $N$ 次拼接,关节角速度的特征数据相较关节角度的特征数据将丢失 $2N$ 个值,虽然可通过插值拟合的方式进行弥补,但也降低了数据的真实性和准确性;三是多次拼接导出后的步态特征操作烦琐,工程量大,不利于步态特征数据的存储和复用。为解决上述问题,本章创新性地提出了一种用于步态分析的数据扩充方法来对采集到的原始步态数据进行数据拼接和扩充,有效地延长了人体行走距离,便于后续数据的处理与分析。

### 6.1.1 C3D 文件拼接方案

自 1987 年开始使用以来,C3D 文件类型已被广泛应用于临床步态、运动生物力学、动画和许多其他运动相关领域,主要用于捕获并存储包含 3D 坐标和模拟信息的生物力学数据。C3D 文件的基本思想是,任何记录测量的所有原始 3D 坐标(作为 $X$、$Y$、$Z$ 坐标存储)、数字数据以及描述数据的所有参数(3D 坐标采样频率、模拟数据采样频率、采样点的数量、模拟通道的数量以及每个通道的数据信息)都被存储在一个 C3D 文件中。然而,当前生物力学领域缺乏易于使用、免费且开源的库,这导致在进行数据分析时需要读取、修改和编写这些数据。

随着各行业对 C3D 文件读写的需求日益增加,EZC3D 应运而生,旨在填补这一领域的空白。作为 C3D 文件类型的专业工具包,EZC3D 不仅提供了读取、修改和写入 C3D 文件的功能,还为用户打造了一个全面而轻量级的 API 接口。它由 C++编写,同时兼容 Python 和 MATLAB 脚本。本部分的数据扩充是利用 Python 环境下的 EZC3D 包,对之前导出的 C3D 文件进行进一步的扩展。

C3D 文件记录时空数据,故可以将后续的 C3D 文件数据拼接至前置 C3D 文件数据的末尾,从而实现时间序列的延续。此时,要完成 C3D 文件数据的拼接,就需要深入到 C3D 文件的数据结构层面进行操作。C3D 文件包括三个部分:文件头部分(header section)、参数部分(parameter section)和 3D 点/模拟数据部分(3D point/analog data section)。在拼接 C3D 文件以进行数据扩充时,需要对这三个部分分别进行拼接。C3D 数据的扩充流程如图 6-1 所示,即利用迭代的方式将 3.4 节获取的 C3D 文件进行多次拼接,每次拼接包括对两个 C3D 文件进行 3D 点数据拼接、模拟数据拼接和模拟信号参数拼接。

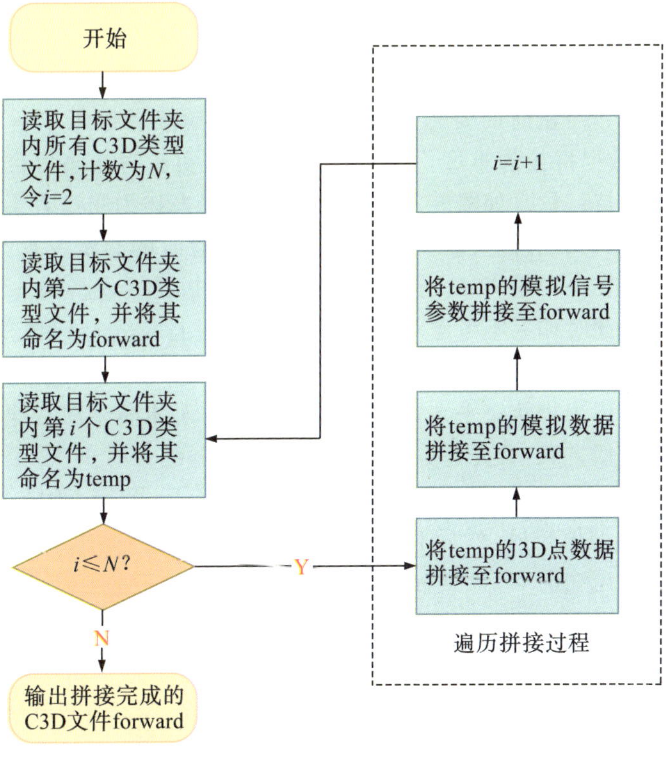


图 6-1　C3D 数据的扩充流程

### 6.1.2 3D点数据拼接

C3D文件中3D点数据由4个字组成，如表6-1所示，前3个字存储了3D点坐标数据，其值为3D点的 $x$、$y$、$z$ 坐标除以比例因子POINT:SCALE factor所得的值，第4个字(字4)存储了相机掩膜和3D点残差。因此，对3D点数据的拼接包括对前3个字($x$、$y$、$z$ 坐标值)和字4(相机掩膜和3D点残差)的拼接，这两部分的拼接方案略有不同。

**表6-1 3D点数据中4个字的内容**

| 字 | 内容(有符号整数格式) |
| --- | --- |
| 1 | 3D点的 $x$ 坐标除以POINT:SCALE factor |
| 2 | 3D点的 $y$ 坐标除以POINT:SCALE factor |
| 3 | 3D点的 $z$ 坐标除以POINT:SCALE factor |
| 4 | 字节1:b1～b7记录摄像头ID,b8保存残留符号<br>字节2:平均残差除以POINT:SCALE factor |

(1)$x$、$y$、$z$ 坐标值的拼接

在3.4节中，我们已经预先对C3D数据导出前的处理进行了优化，确保受试者在起步和停止时的姿态大致相同，这一步骤显著降低了后续反光标记物3D点坐标数据拼接的难度。然而，受试者每次实验时在测力台上的起步位置仍然难以保持一致。如图6-2所示，测力台左侧人物为受试者第一次实验时的起步位置，测力台右侧人物为受试者第二次实验时的起步位置，两次实验起步位置之间存在一个距离 $d$。在实际的实验过程中，$d$ 为 $x$、$y$、$z$ 三个方向组成的矢量模长。此时如果不考虑距离 $d$，可以直接进行反光标记物3D点坐标数据获取。因此，为了补偿距离 $d$ 并确保受试者拼接后的步态数据平滑(在可视化界面表现为标记物轨迹平滑，不发生剧烈抖动，人体模型沿直线行走)，本部分采取以下补偿方案：首先计算拼接时前一段数据结束时刻52个反光标记物的3D点坐标数据矩阵与后一段数据初始时刻52个反光标记物的3D点坐标数据矩阵之间的差值矩阵，然后对差值矩阵取平均值得到距离 $d$，最后对后一段数据的反光标记物的3D点坐标数据矩阵进行距离 $d$ 的补偿。具体的实施方案如公式(6-1)、公式(6-2)、公式(6-3)所示。令补偿距离为 $d_{i+1}(\boldsymbol{axis})$。

$$d_{i+1}(\boldsymbol{axis})=p_i^{t=t_0}(\boldsymbol{axis})-p_{i+1}^{t=0}(\boldsymbol{axis}),\quad i=1,2,\cdots,n-1 \tag{6-1}$$

其中，$\boldsymbol{axis}=[x,y,z]$ 表示3D点坐标数据矩阵；$p_i(\boldsymbol{axis})$ 和 $p_{i+1}(\boldsymbol{axis})$ 表示拼接前第 $i$ 个和第 $i+1$ 个C3D文件的原始3D点坐标数据矩阵；$d_{i+1}(\boldsymbol{axis})$ 表示

第 $i$ 段步态数据结束时刻 $t=t_0$ 时的 3D 点坐标数据矩阵减去第 $i+1$ 段步态数据初始时刻 $t=0$ 时的 3D 点坐标数据矩阵后得到的差值矩阵。

未拼接前，对第一个 C3D 文件有以下初始条件：

$$p^1(\boldsymbol{axis})=p_1(\boldsymbol{axis}) \tag{6-2}$$

每次拼接都需要对第 $i+1$ 段原始 3D 点坐标数据矩阵 $p^i(\boldsymbol{axis})$ 补偿 $\overline{d_{i+1}(\boldsymbol{axis})}$：

$$p^{i+1}(\boldsymbol{axis})=dstack(p^i(\boldsymbol{axis}),(p_{i+1}(\boldsymbol{axis})+\overline{d_{i+1}(\boldsymbol{axis})})),\quad i=1,2,\cdots,n-1 \tag{6-3}$$

其中，$\overline{d_{i+1}(\boldsymbol{axis})}$ 表示差值矩阵 $d_{i+1}(\boldsymbol{axis})$ 内元素的平均值；$dstack$ 函数定义为将两段数据沿行进方向进行拼接，即实现长度上的扩充；$p^{i+1}(\boldsymbol{axis})$ 表示前 $i+1$ 个 C3D 文件的 3D 点坐标数据矩阵拼接后得到的 3D 坐标数据矩阵。

使用迭代方法重复以上过程，当 $i=n-1$ 时，可完成 $n$ 段 C3D 文件反光标记物 3D 点坐标数据矩阵 $p^n(\boldsymbol{axis})$ 的拼接。

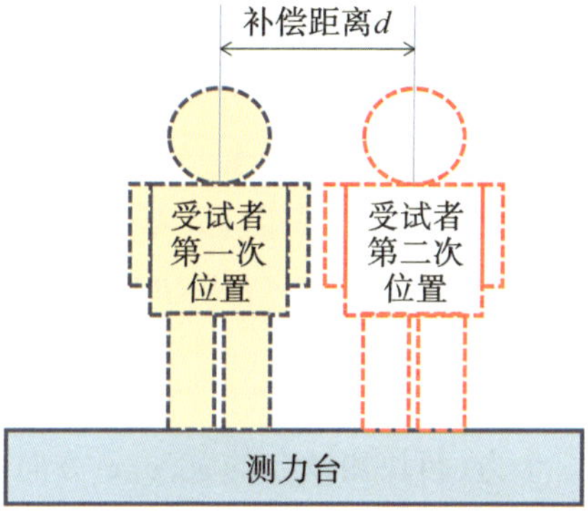


图 6-2　两次实验中受试者位置不同[1]

(2)相机掩膜和 3D 点残差的拼接

字 4 包含两个字节：第一个字节的 8 位存储相机提供用于计算 3D 点坐标的信息，包含 7 位的相机掩膜和第 8 位的残余符号位；第二个字节存储 3D 点坐标的平均残差[67]。字 4 的二进制结构如图 6-3 所示。

在字 4 的高字节中，相机掩膜只支持 7 个相机，其位数即为相机 ID。按照惯例，如果点值已被插值、滤波或以任何方式修改，所有照相机位将被设置为 0。第 8 位为二进制的残余符号位，若为 1 则表示该 3D 点坐标具有负残差，此时则该 3D 点坐标的字 4 将为负值，其 $x$、$y$ 和 $z$ 坐标值将被忽略。

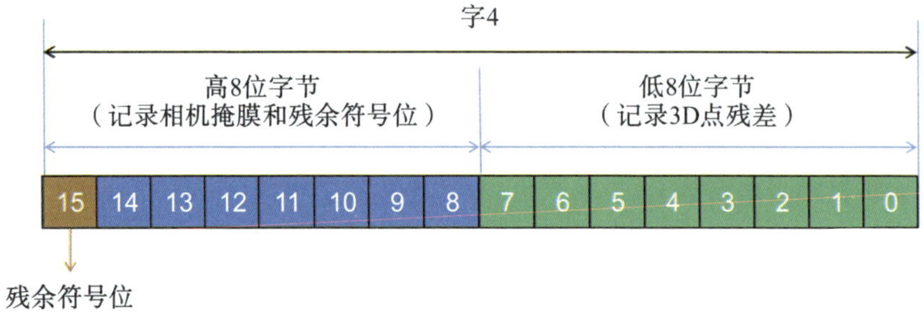


图 6-3 字 4 的二进制结构[1]

相机掩膜和 3D 点残差数据的拼接不需要考虑补偿距离 $d$，其拼接方案与 3D 点坐标数据大致相同，具体实施方案如公式(6-4)、公式(6-5)所示：

$$p^1(\boldsymbol{metap})=p_1(\boldsymbol{metap}) \tag{6-4}$$

$$p^{i+1}(\boldsymbol{metap})=dstack(p^i(\boldsymbol{metap}),p_{i+1}(\boldsymbol{metap})),\quad i=1,2,\cdots,n-1 \tag{6-5}$$

其中，$\boldsymbol{metap}=[\boldsymbol{residuals},\boldsymbol{masks}]$，$\boldsymbol{residuals}$ 和 $\boldsymbol{masks}$ 分别为 3D 点残差和相机掩膜矩阵。$p_i(\boldsymbol{metap})$和 $p_{i+1}(\boldsymbol{metap})$分别表示拼接前的第 $i$ 个和第 $i+1$ 个 C3D 文件的 3D 点残差和相机掩膜数据矩阵，$p^{i+1}(\boldsymbol{metap})$表示前 $i+1$ 个 C3D 文件拼接后的 3D 点残差和相机掩膜矩阵。第一个 C3D 文件的初始 3D 点残差和相机掩膜数据矩阵 $p^1(\boldsymbol{metap})=p_1(\boldsymbol{metap})$。

### 6.1.3 模拟数据拼接

模拟数据包括 6 个力(两块测试台的 $x$、$y$、$z$ 方向)和 6 个力矩(两块测试台的 $x$、$y$、$z$ 方向)。力和力矩数据的拼接方法与 3D 点数据的拼接方法类似，同样使用 $dstack$ 函数实现每个 C3D 文件力和力矩数据矩阵的对应相接：

$$anal^1(faxis)=anal_1(faxis) \tag{6-6}$$

$$anal^{i+1}(faxis)=dstack(anal^i(faxis),anal_{i+1}(faxis)),\quad i=1,2,\cdots,n-1 \tag{6-7}$$

其中，$faxis=[F_x,F_y,F_z,M_x,M_y,M_z]$，$anal_i(faxis)$和 $anal_{i+1}(faxis)$分别表示拼接前第 $i$ 个和第 $i+1$ 个 C3D 文件的模拟数据矩阵，$anal^{i+1}(faxis)$表示前 $i+1$ 个 C3D 文件拼接后的模拟数据矩阵。第一个 C3D 文件的初始模拟数据矩阵 $anal^1(faxis)=anal_1(faxis)$。

### 6.1.4 模拟信号参数拼接

模拟信号参数即测力台的参数，实现 C3D 文件的拼接还需对测力台的多个相关参数进行拼接。模拟信号的各个参数及介绍如表 6-2 所示。

表 6-2　模拟信号参数介绍

| 模拟信号参数 | 模拟信号参数介绍 |
|---|---|
| *USED* | 单个无符号整数值，存储测力台数目 |
| *TYPE* | 原点参数数组 |
| *ZERO* | 每个测力台的输出类型 |
| *ORIGIN* | 原点参数数组 |
| *CHANNEL* | 有符号的整数数组，记录含特定测力台数据的模拟通道 |
| *CORNERS* | 记录测力台四个顶点的位置，包含 $x$、$y$、$z$ 三个方向 |

在以上参数中，*TYPE*、*ZERO*、*ORIGIN*、*CHANNEL* 和 *CORNERS* 的数据结构均为数组，对数组的拼接实际上为数组长度的扩充。

根据以上数据内容，本部分设计了以下拼接方案：

$$f^1(parameters)=f_1(parameters) \tag{6-8}$$

$$f^{i+1}(parameters)=dstack(f_i(parameters),f_{i+1}(parameters)),\quad i=1,2,\cdots,n-1 \tag{6-9}$$

其中，$parameters=[TYPE,ZERO,ORIGIN,CHANNEL]$表示模拟信号参数矩阵，$f_i(parameters)$和 $f_{i+1}(parameters)$表示拼接前的第 $i$ 个和第 $i+1$ 个 C3D 文件的模拟信号参数矩阵，$f^{i+1}(parameters)$表示前 $i+1$ 个 C3D 文件拼接后的模拟信号参数矩阵。第一个 C3D 文件的初始模拟信号参数矩阵 $f^1(parameters)=f_1(parameters)$。

*USED* 存储测力台数目，对 *USED* 的修改即为数值的增加，在本实验中，因使用了两块测力台，每拼接一次测力台，*USED* 内存储数目增加 2。*USED* 参数的拼接方案如公式(6-10)、公式(6-11)所示：

$$f^1(USED)=USED \tag{6-10}$$

$$f^{i+1}(USED)=f^i(USED)+USED,\quad i=1,2,\cdots,n-1 \tag{6-11}$$

其中，$f^i(USED)$表示前 $i$ 个 C3D 文件拼接后测力台的数目。

*CORNERS* 参数定义了测力台的顶点坐标位置。在拼接时已经通过补偿距离 $d$ 调整了 3D 点坐标(即人体模型位置)，为了确保测力台反作用力位置与实验过程中人体足对测力台施加压力的位置一致，还需要对测力台的位置进行相应的调整。图 6-4(a)和图 6-4(b)展示了仅对反光标记物 3D 坐标矩阵添加补偿距离，而未对测力台位置添加补偿距离的情况，红色箭头为测力台反作用力，从正视图与俯视图中均可得知人体足压力位置与测力台反作用力位置不一致。

为解决该问题，需要对测力台顶点位置矩阵采用与反光标记物 3D 坐标矩阵相同的补偿方案，补偿效果如图 6-4(c)和图 6-4(d)所示。

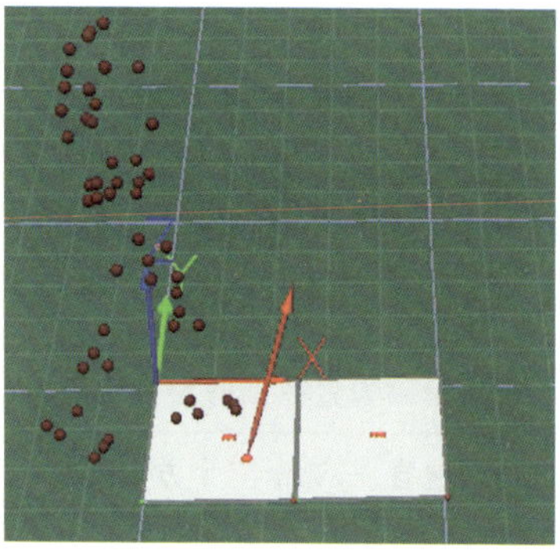

(a)修正测力台位置前的可视化数据正视图[1]

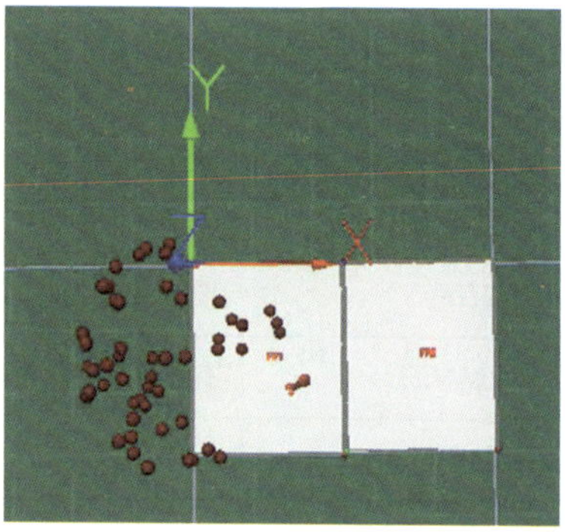

(b) 修正测力台位置前的可视化数据俯视图[1]

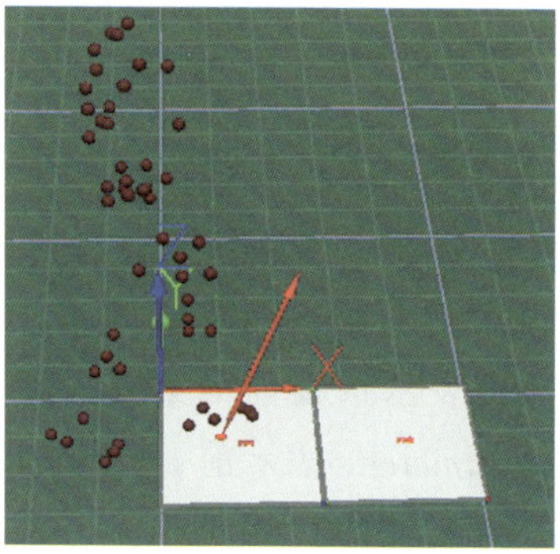

(c)修正测力台位置后的可视化数据正视图[1]

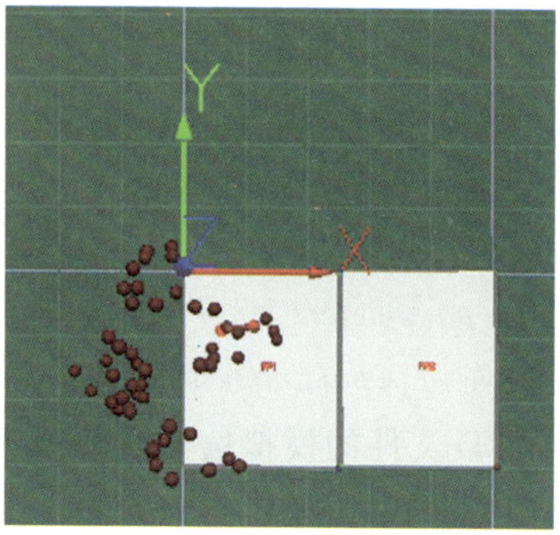

(d)修正测力台位置后的可视化数据俯视图[1]

图 6-4 修正测力台顶点位置前后 C3D 可视化数据对比

因此，*CORNERS* 参数，即测力台四个顶点位置矩阵的拼接可由公式(6-12)及公式(6-13)表示：

$$f^{1}(\boldsymbol{axis})=f_{1}(\boldsymbol{axis}) \tag{6-12}$$

$$f^{i+1}(\boldsymbol{axis})=dstack\{f^{i}[f_{i}(\boldsymbol{axis}),f_{i+1}(\boldsymbol{axis})+\overline{d_{i+1}(\boldsymbol{axis})}]\},\quad i=1,2,\cdots,n-1 \tag{6-13}$$

其中，$f_i(\boldsymbol{axis})$和 $f_{i+1}(\boldsymbol{axis})$分别表示拼接前第 $i$ 个和第$i+1$ 个 C3D 文件的测力台顶点位置矩阵，$\overline{d_{i+1}(\boldsymbol{axis})}$为公式(6-3)提到的补偿距离，$f^{i+1}(\boldsymbol{axis})$表示前 $i+1$ 个 C3D 文件拼接而成的测力台顶点位置矩阵。第一个 C3D 文件的初始测力台顶点位置矩阵 $f^{1}(\boldsymbol{axis})=f_{1}(\boldsymbol{axis})$。

### 6.1.5　拼接结果及分析

每个受试者导出 5 段去程的步态数据以及 5 段回程的步态数据。因此，本节分别对去程和回程的 5 段步态数据进行拼接，以便后续进行步态识别。经过拼接后，每个受试者得到了 1 段去程步态数据和 1 段回程步态数据。拼接之后用 Visual3D 软件打开 C3D 文件，拼接可视化结果如图 6-5 所示。此外，拼接后的关节角度在冠状面、矢状面和水平面内的变化如图 6-6 所示，呈现出显著的周期性变化。因此，本部分提出的数据拼接方法具有一定的应用价值。

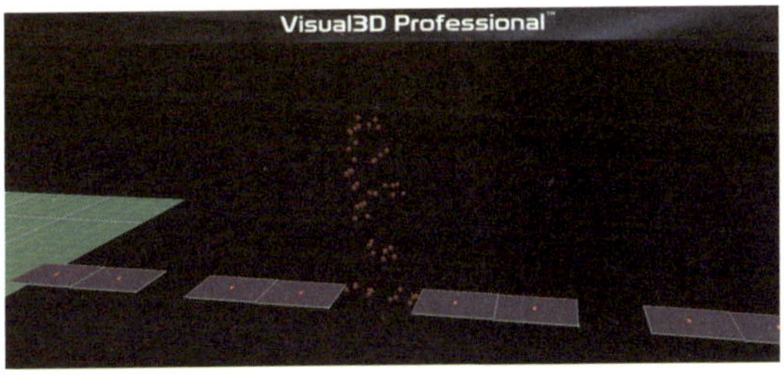


图 6-5　用 Visual3D 软件打开拼接后的 C3D 数据

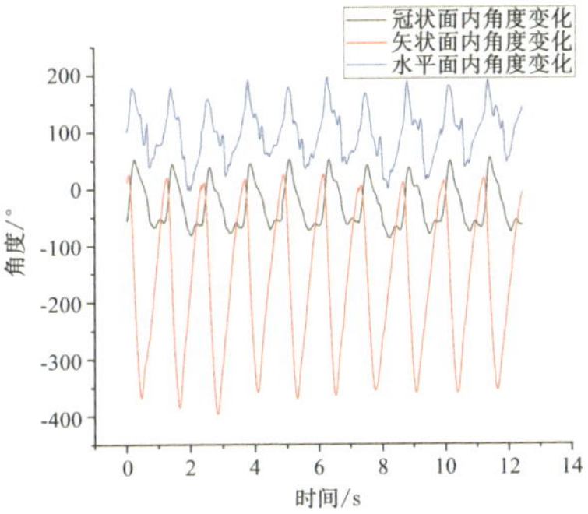


图 6-6　关节角度拼接结果

## 6.2　步态参数计算

为了探求 CSM 对步态特征的影响，评分量表、步态变异指数(gait variability index，GVI)、上肢和下肢的运动学和动力学参数、地面反作用力(ground reaction force，GRF)、sEMG 等特征被广泛使用。

上肢和下肢的运动学和动力学参数能够体现人体步态在三维空间的变化情况，因此被广泛应用于人体的步态分析领域。Matlab 工具箱、BTK (Biomechanical Toolkit)开源软件以及 Visual3D 软件都能计算人体上肢和下肢的运动学和动力学参数。Matlab 工具箱能够计算上肢和下肢的三维角度以及关节力矩，但其不足之处在于无法实现动态可视化。BTK 是一个免费的开源软件，主要用于生物力学和医学工程领域的运动数据分析和处理。它提供了一系列用于处理动作数据的模块，包括数据处理、标记、滤波、关节角度计算、运动分析等。此外，BTK 还支持多种数据格式的输入和输出，包括 C3D、TRC、CSV 等。该软件适合科学研究和教学使用，并由开源社区进行维护和更新。Visual3D 软件则是一款商业软件，主要用于三维运动分析和生物力学研究。它提供了一套全面的运动分析工具，包括运动数据处理、标记、滤波、关节角度计算、动力学和能量分析等。Visual3D 同样支持多种数据格式的输入和输出，包括 C3D、TRC、CSV 等，并且可以与各种运动捕捉系统集成使用。该软件适合科学研究和临床应用，由 C-Motion 公司开发和销售。本书将以 Visual3D 软件为例来介绍步态参数计算。

Visual3D 软件是用于 3D 生物力学研究和数据管理的软件工具，可以分析通过 3D 运动捕捉系统采集的几乎所有类型的运动学和动力学数据。该软件集成了运动学和动力学所需的计算功能及先进的数学方法，涵盖优化算法、信号处理、逆运动学解析、复杂的生物力学模型构建、力及力矩结构分析等。Visual3D 软件的主要功能如下：

（1）建立生物力学模型

Visual3D 软件提供了全面的生物力学模型构建功能，包括全局优化方法、六自由度方法、常规步态分析、自定义标记集应用、虚拟标记创建以及节段划分等。其建模过程高度图形化，不仅支持直接测量数据的导入，还允许用户进行逆运动学设置、惯性属性配置以及图形化覆盖调整，从而确保模型构建的精确性和灵活性。

（2）运动学、逆动力学等计算

Visual3D 软件是一款功能强大的生物力学分析工具，能够计算包括关节角度、力矩、压力中心、信号滤波、质心位置、能量转换、转动特性、体积变化以及导数等在内的多项指标。此外，Visual3D 还允许用户完全控制输入参数、欧拉角与万向角的旋转顺序以及坐标系选择等参数设置。

（3）软件支持

Visual3D 软件支持肌电图和信号处理，可集成测力平台、楼梯和跑步机等，能够全面管理数据，并将项目标记和模型关联集成为数据集，允许对数据和文件库进行集成访问。

利用 Visual3D 软件进行步态运动学和动力学特征的计算和分析需要遵循人体骨骼模型构建、运动文件分配、特征计算和数据导出的流程。

生物力学模型是分析跟踪标记位置变化和姿态转换的基础，应用生物力学模型进行步态分析可以解释特定的运动障碍。本书利用 Visual3D 软件建立人体骨骼生物力学模型。人体骨骼模型是由各个骨骼节段组成的，本书的人体骨骼模型构建本质上是各个骨骼节段的构建。骨骼节段的模型和姿态的确定通常采用六自由度方法，即采用 3 个或更多附着在刚性节段上的标记来跟踪骨骼节段的运动，并在每一帧数据中确定骨骼节段的位置和方向。尽管运动跟踪设备记录的标记物的实验室坐标在不断变化，但目标标记随着它们所附着的骨骼节段移动，即每个目标标记在其节段坐标系中的坐标在整个运动过程中不会改变。本书使用 6 个变量来描述骨骼节段的位姿，如图 6-7 所示，3 个变量描述原点的位置，即 Calibration Markers；3 个变量描述围绕节段主轴的旋转，即 Tracking Markers。基于 Visual3D 软件，本书构建了包括足、小腿、大腿、手、小臂、大臂、骨盆和胸部等多个节段的人体骨骼模型，下文将以右侧小腿节段建模为例来介绍建立一个节段的具体过程。

表 3-3 提到，右小腿段近心端的骨性标记有 R_FLE、R_FME、R_TTC 和 R_FAX，右小腿远心端的解剖学骨性标记有 R_FAL 和 R_TAM。首先以 R_FLE为起点，以 R_FME 为终点，以轴向偏移量为 0.5，创建虚拟膝关节中心，并命名为 RIGHT_KNEE。虚拟膝关节中心如图 6-8 所示，图中红色边框的标记 RIGHT_KNEE 已经位于骨性标记 R_FLE 和 R_FME 的中心位置。在构建右侧小腿骨骼节段时，需选择建立骨骼节段的类型为 Right Shank，确定右侧小腿近心端关节、远心端关节及其各自半径，之后 Visual3D 会根据以上参数创建右侧小腿节段。具体步骤如下：首先，以 RIGHT_KNEE 为近心端关节中心，并利用右侧大腿远心端的半径来设定右侧小腿近心端节段的半径，从而创建右侧小腿的近心端关节。其次，以 R_FAM 为内侧标记，以 R_FAL 为外侧标记，建立右侧小腿远心端关节。最后，依据已经确定的右侧小腿近心端关节和远心端关节，点击"Build Model"来构建模型，得到如图 6-9 所示的右侧小腿骨骼节段的 3D 图像。通过类似方法建立其他骨骼节段可获得人体骨骼模型。

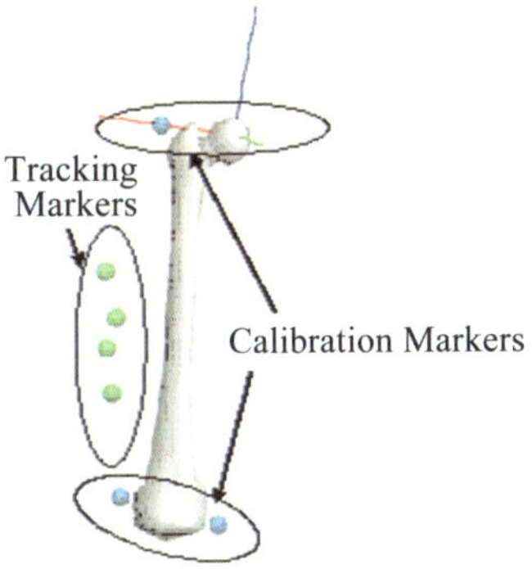


图 6-7　采用六自由度方法确定节段位置和方向[1]

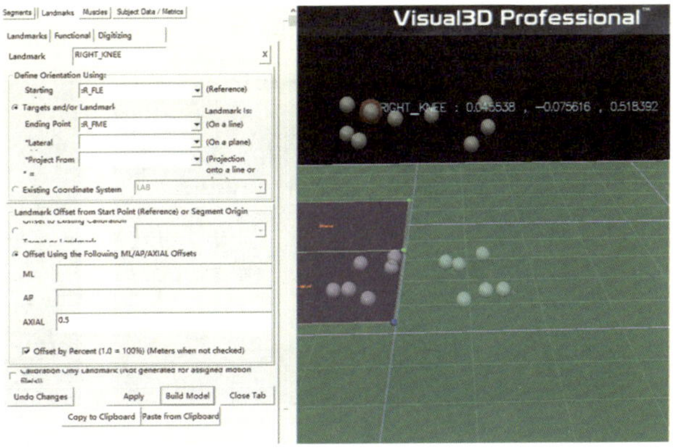


图 6-8　虚拟膝关节中心[1]

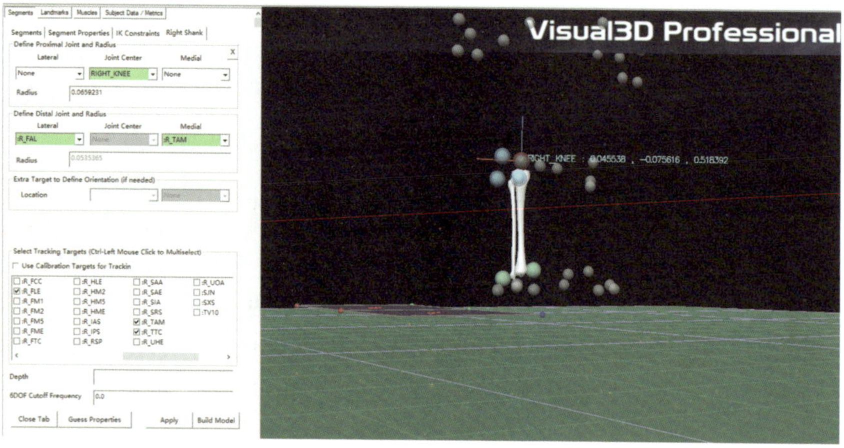


图 6-9　创建右侧小腿节段

建模工作完成后，将所有节段组成的人体骨骼模型保存为模型模板文件，以允许使用相同的骨性标记标签重新创建模型，从而实现人体骨骼模型模板的复用。

打开受试者的静态校准文件，将之前保存好的模板应用到该静态校准文件上，建立好的骨骼模型如图 6-10 所示。此后打开行走的运动文件，将骨骼模型分配到运动文件上，得到如图 6-11 所示的人体运动可视化数据。根据 CSM 对患者步态影响的调查研究，本书提取了髋关节、膝关节、踝关节的步态特征，这些步态特征包括以上关节的角度、角速度、角加速度、力、力矩以及功率等。

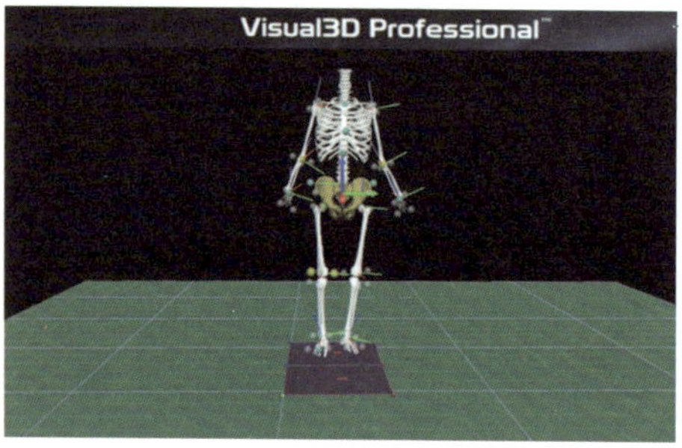


图 6-10　对静态校准文件分配骨骼模型[1]

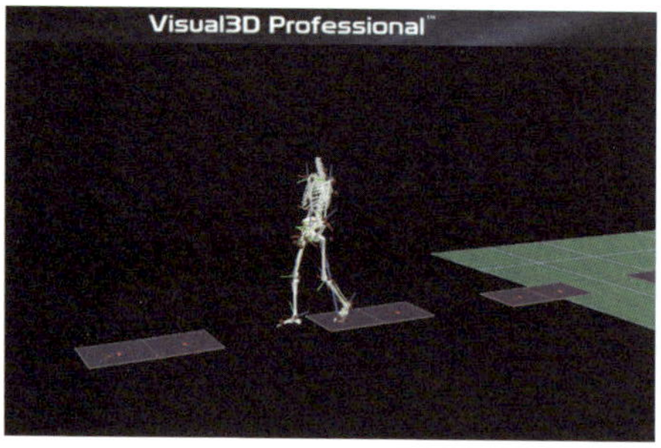


图 6-11　对运动文件分配骨骼模型[1]

关节角度被定义为某一节段相对于另一节段在三维空间中的方向。鉴于本书处理的是三维空间问题，因此涉及一系列在三个不同平面上的旋转变换。Visual3D 默认使用 Cardan 序列来表述关节的三维角度。Cardan 序列是旋转的有序序列($x$, $y$, $z$)，关节角度的方向总是遵循右手定则，其中 $x$ 方向为屈/伸角，$y$ 方向为外展/内收角，$z$ 方向为内旋/外旋角。本书以医学人体解剖平面，即水平面、冠状面和矢状面，来提取以上三维角度特征，医学人体解剖平面如图 6-12 所示。Cardan 序列的三维运动描述如表 6-3 所示。具体而言，水平面即与头脚方向垂直的平面，矢状面即将人体分成左右两面的解剖面，冠状面则是通过铅垂轴与横轴的平面以及与其平行的所有平面。关节的运动可分解为在以上三个平面的运动：在矢状面内绕冠状轴的运动称为屈/伸，一般是向前运动为屈，向后运动为伸；在冠状面内绕矢状轴的运动称为外展/内收，一般是运动关节的末端远离身体正中面运动为外展，靠近正中面运动为内收；在水平面内绕垂直轴的运动旋转称为内旋/外旋，一般是运动环节向前和向内旋转为内旋（旋前），向后和向外旋转为外旋（旋后）。

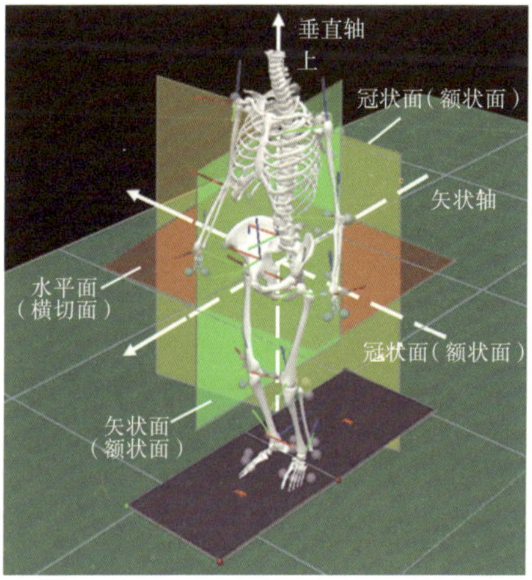


图 6-12　医学人体人体解剖平面示意图

**表 6-3　Cardan 序列的三维运动描述**

| 方向 | 运动 | 所在平面 |
|---|---|---|
| $x$ | 屈/伸 | 矢状面 |
| $y$ | 外展/内收 | 冠状面 |
| $z$ | 内旋/外旋 | 水平面 |

在 Visual3D 软件中，本书选择任意 2 个节段来测量关节的角度，它们不需要相互连接，甚至不需要彼此靠近，但需要进行一系列的坐标系转换。在实际应用中，以节段 B 的局部坐标系作为参照系，计算出从一个节段（A）到另一个节段（B）的转换，其原理为世界坐标系到节段坐标系的坐标转换。如图 6-13 所示，$P$ 点同时处于世界坐标系 $Oxyz$ 和节段坐标系 $Ox'y'z'$ 中。图 6-14(a)、图

6-14(b)、图 6-14(c)分别为坐标系 $Oxyz$ 绕 $x$ 轴、$y$ 轴、$z$ 轴旋转后得到坐标系 $Ox'y'z'$ 的示意图。

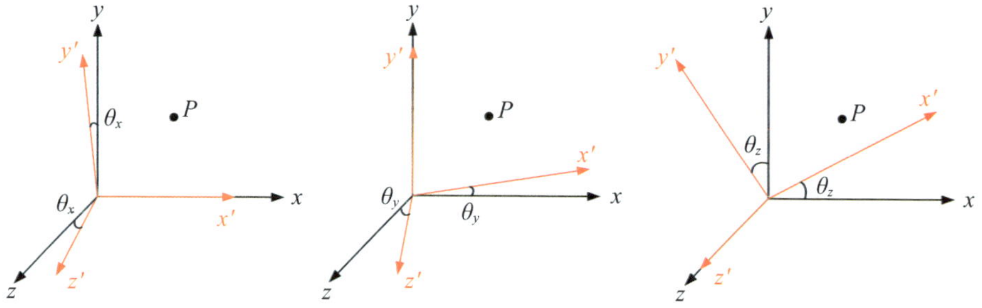

(a)绕 $x$ 方向旋转变换　(b)绕 $y$ 方向旋转变换　(c)绕 $z$ 方向旋转变换

图 6-13　$P$ 点的旋转变换[1]

绕 $x$ 轴旋转的坐标变换矩阵为：

$$\boldsymbol{R}_x=\begin{bmatrix}1 & 0 & 0\\ 0 & \cos\theta_x & \sin\theta_x\\ 0 & -\sin\theta_x & \cos\theta_x\end{bmatrix} \tag{6-14}$$

绕 $y$ 轴旋转的坐标变化矩阵为：

$$\boldsymbol{R}_y=\begin{bmatrix}\cos\theta_y & 0 & -\sin\theta_y\\ 0 & 1 & 0\\ \sin\theta_y & 0 & \cos\theta_y\end{bmatrix} \tag{6-15}$$

绕 $z$ 轴旋转的坐标变化矩阵为：

$$\boldsymbol{R}_z=\begin{bmatrix}\cos\theta_z & \sin\theta_z & 0\\ -\sin\theta_z & \cos\theta_z & 0\\ 0 & 0 & 1\end{bmatrix} \tag{6-16}$$

而在 Visual3D 软件中使用的 Cardan 序列，坐标变换并不是沿一个轴进行的，考虑到坐标在三个维度的变化，此时有：

$$\boldsymbol{R}=\boldsymbol{R}_x\boldsymbol{R}_y\boldsymbol{R}_z \tag{6-17}$$

$$\boldsymbol{R}_z\boldsymbol{R}_y\boldsymbol{R}_x=\begin{bmatrix}\cos\theta_z\cos\theta_y & \cos\theta_z\sin\theta_y\sin\theta_x+\sin\theta_z\cos\theta_x & -\cos\theta_z\sin\theta_y\cos\theta_x+\sin\theta_z\sin\theta_x\\ -\sin\theta_z\cos\theta_y & -\sin\theta_z\sin\theta_y\sin\theta_x+\cos\theta_z\cos\theta_x & \sin\theta_z\sin\theta_y\cos\theta_x+\cos\theta_z\sin\theta_x\\ \sin\theta_y & -\cos\theta_y\sin\theta_x & \cos\theta_y\cos\theta_x\end{bmatrix} \tag{6-18}$$

$\boldsymbol{R}$ 可以由以下形式来表示：

$$\boldsymbol{R}=\begin{bmatrix}R_{11} & R_{12} & R_{13}\\ R_{21} & R_{22} & R_{23}\\ R_{31} & R_{32} & R_{33}\end{bmatrix} \tag{6-19}$$

坐标系转换之后，$P$ 点在新坐标系中的角度为：

$$\theta_x = \arcsin\left(-\frac{R_{32}}{\cos\theta_y}\right) \tag{6-20}$$

$$\theta_y = \arcsin(R_{31}) \tag{6-21}$$

$$\theta_z = \arcsin\left(-\frac{R_{21}}{\cos\theta_y}\right) \tag{6-22}$$

在如图6-14所示的大腿—小腿的下肢关节坐标系中，近心端坐标系旋转矩阵 $\boldsymbol{R}_{proximal}$、远心端坐标系旋转矩阵 $\boldsymbol{R}_{distal}$ 和关节坐标系旋转矩阵 $\boldsymbol{R}_{joint}$ 之间的关系如公式(6-23)和公式(6-24)所示。

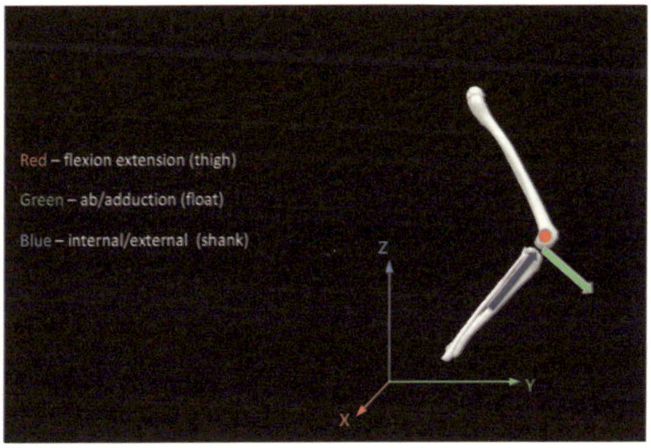


图6-14 大腿—小腿的下肢关节坐标系[1]

$$\boldsymbol{R}_{joint} = \boldsymbol{R}_{distal}\boldsymbol{R}_{proximal}^{-1} \tag{6-23}$$

$$\boldsymbol{R}_{joint} = \begin{bmatrix} R_{11} & R_{12} & R_{13} \\ R_{21} & R_{22} & R_{23} \\ R_{31} & R_{32} & R_{33} \end{bmatrix} \tag{6-24}$$

本书将三维关节角度的变化分解到矢状面、冠状面和水平面。因此，关节在矢状面内绕冠状轴运动的屈/伸角度、在冠状面内绕矢状轴运动的外展/内收角度、在水平面内绕垂直轴运动的内旋/外旋角度的描述分别如公式(6-20)、公式(6-21)、公式(6-22)所示。

Visual3D软件将以上计算方法封装到Compute Model Based Data模块中，如图6-15所示。计算膝关节角度时，该模块以大腿节段的局部坐标系为参照，来计算小腿节段相对于大腿节段的关节角度。至于关节角速度与关节角加速度，它们分别是关节角度对时间的一阶导数和二阶导数，其计算原理与角度计算相似，因此本书在此不再赘述。

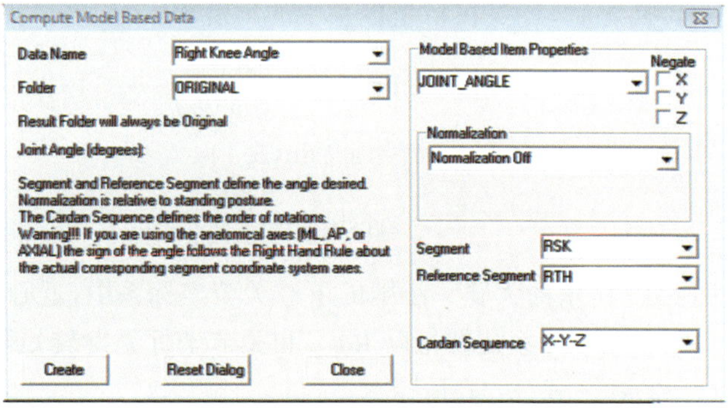


图 6-15　利用 Compute Model Based Data 计算关节角度

动力学是研究导致物体产生运动的力和力矩的科学，所有其他的运动相关信息均是从力矩、力和运动数据中推导而出。相较于以关节角度、关节角速度和关节角加速度为代表的运动学特征，关节动力学步态特征的计算更为复杂。

在计算近心端关节的反作用力时，我们采用了一种迭代的方法，在全局坐标系中进行。即近心端关节上的反作用力，是由远心端关节反作用力不断迭代传导得到的，近心端关节的反作用力 $F_{proximal}$ 可由下式表达：

$$F_{proximal}=\sum_{i=1}^{n}m_i(\alpha_i+g)+\sum_{j=1}^{q}F_q \tag{6-25}$$

其中，$n$ 表示约束中连接的远心端节段的数量，$m_i$ 表示节段 $i$ 的质量，$\alpha_i$ 表示节段 $i$ 的加速度，$q$ 表示外力的数量，$F_q$ 表示施加的外力。

节段 $i$ 的局部坐标系的近心端力矩为：

$$C_i'=I_i\alpha_i'+\omega_i'\times(I_i\omega_i') \tag{6-26}$$

其中，$\alpha_i'$ 为节段 $i$ 在局部坐标系的加速度，$\omega_i'$ 为节段 $i$ 在局部坐标系的角速度，$I_i$ 为节段 $i$ 的转动惯量。

利用由运动捕捉数据计算出的转换矩阵 $\boldsymbol{T}_{SCStoGCS}$，将惯性力矩从局部坐标系转换到全局坐标系。局部坐标系的近心端力矩与全局坐标系的近心端力矩的对应关系为：

$$C_i'=\boldsymbol{T}_{SCStoGCS}C_i \tag{6-27}$$

由惯性项作用在节段 $i$ 上的力偶矩为：

$$M_i=C_i+C_{i-1}+r_i\times F_i+r_i'\times F_{i-1} \tag{6-28}$$

展开各项，得到由惯性力和关节处施加力矩产生的近端力矩为：

$$M_{proximal}=\sum_{i=1}^{n}(C_i+R_i\times A_i)+\sum_{j=1}^{q}(P_j\times F_q)+\sum_{k=1}^{p}\tau_k \tag{6-29}$$

其中，$A_i=m_i(\alpha_i+g)$，$R_i$ 为第 $i$ 个远心端节段重心到近心端关节的距离且

$R_i = r_i + r_i' + r_{i-1}$，$\boldsymbol{P}_j(j=1,2,\cdots,p)$为外力施加到近心端关节的矢量，$p$ 为外部力偶的数量，$\tau_k$ 为广义力。

同样可使用 Visual3D 软件的 Compute Model Based Data 模块进行关节力矩的计算，如图 6-16 所示。计算左膝关节力矩时，关节选择左膝关节，分辨率坐标系选择左大腿节段。

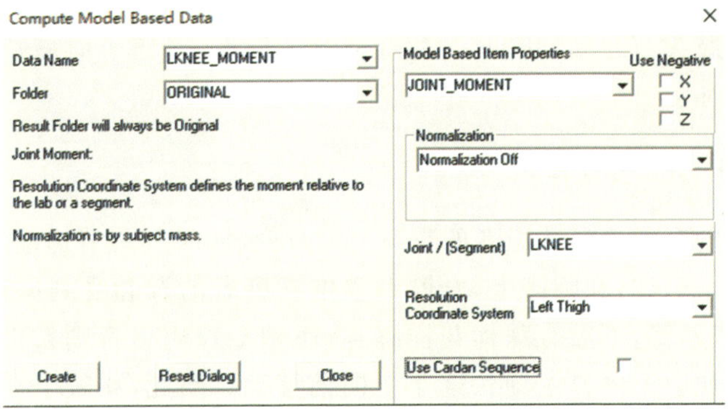


图 6-16　利用 Visual3D 软件导出数据

此后，本书使用 Visual3D 软件计算每位受试者下肢左右踝、膝、髋共 6 个关节的运动特征，包括角度、角速度、角加速度、力、力矩、功率，共计 36 个特征。每个关节的特征变化均被详细分解为 $x$、$y$、$z$ 三个方向上的分量，这三个方向分别对应于人体的矢状面、冠状面和水平面，共计 108 组特征参数的时间序列数据。随后，所有受试者的关节特征数据均被导出至 Excel 表格，以便于后续的数据分析。在图 6-17 中，右侧时间序列数据即为左膝关节角度在矢状面、冠状面和水平面的变化情况。

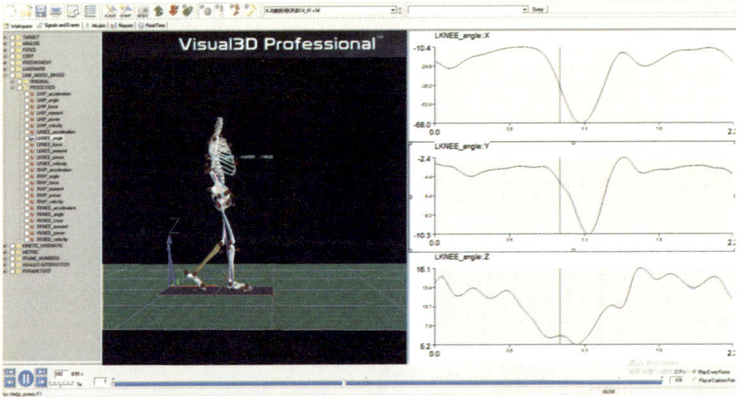


图 6-17　利用 Visual3D 软件导出数据[1]

## 6.3 特征提取

为了探索不同疾病对步态的影响，从而区分正常人和患者的步态，以实现疾病的辅助诊断、严重程度分级或不同疾病的区分，我们可以运用多种步态特征来精确捕捉不同步态模式间存在的细微差异。本节对经过一系列预处理所得到的下肢关节运动学时间序列进行特征提取，涵盖了时域特征、时空参数和非线性特征。

### 6.3.1 时域特征提取

疾病的影响会导致患者的步态发生改变，同时其关节运动学数据也会相应发生变化。例如，在临床上，脊髓型颈椎病患者的脊髓受到压迫后会导致手足无力，步态不稳，下肢有踩棉花样感觉；而帕金森病患者则易出现慌张步态，即一旦起步便会不由自主地快速小步向前移动。因此，相较于正常人，脊髓型颈椎病患者的下肢关节角度往往偏大，而帕金森病患者的下肢关节角速度和加速度则相对更高。根据这些特点，可对受试者下肢关节运动学数据时间序列进行时域特征提取，对比不同步态模式在关节运动学数据上的差异。常用时域特征如表 6-4 所示，其中 $x(t)$ 为被计算的时间序列数据。

**表 6-4 常用时域特征名称及其定义**

| 特征名称 | 特征定义 |
| --- | --- |
| 最大值 | $\max[x(t)]$ |
| 最小值 | $\min[x(t)]$ |
| 峰峰值 | $\max[x(t)]-\min[x(t)]$ |
| 平均值 | $\frac{1}{N}\sum_{i=1}^{N}x(t)$ |
| 方根幅值 | $\left(\frac{1}{N}\sqrt{\sum_{i=1}^{N}\lvert x(t)\rvert}\right)^{2}$ |
| 方差 | $\frac{1}{N}\sum_{i=1}^{N}(x(t)-\overline{x})^{2}$ |
| 标准差 | $\sqrt{\frac{1}{N}\sum_{i=1}^{N}(x(t)-\overline{x})^{2}}$ |

续表

| 特征名称 | 特征定义 |
| --- | --- |
| 有效值 | $\sqrt{\frac{1}{N}\sum_{i=1}^{N}(x(t))^{2}}$ |

### 6.3.2　时空参数提取

人的行走过程展现出一种周期性特征。在行走时，同一只脚从脚跟离地跨出，到该脚跟再次触地的行进过程称为步态周期。每一个步态周期主要分为两个阶段，即支撑相(也称站立相)和摆动相(也称迈步相)。支撑相即步态周期中的承重期，从一侧的足跟触地开始，至同侧脚趾离地结束。摆动相则从紧随脚趾离地开始，一直持续到同侧脚跟再次触地为止。单个步态周期中人体不同阶段的行走姿势以及两侧脚的摆动与支撑状态如图 6-18 所示。

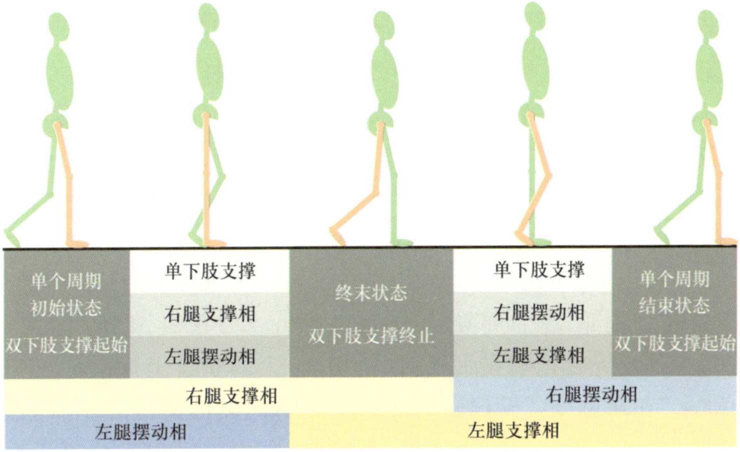


图 6-18　单步态周期各阶段示意图

受疾病的影响，正常人和患者之间、不同严重程度的患者之间，以及不同疾病的患者之间的步态时空参数均存在一定的差异。因此，根据单步态周期不同阶段的人体状态，常用如表 6-5 所示的时空参数对步态进行量化计算。

**表 6-5　时空参数名称及其定义**

| 参数名称 | 参数定义(括号内为单位) |
| --- | --- |
| 步态周期 | 从一侧脚跟离地跨出至同侧脚跟再次离地跨出的时间(s) |
| 步长 | 行走时同侧足跟着地至对侧足跟着地间的平均距离(m) |

续表

| 参数名称 | 参数定义(括号内为单位) |
|---|---|
| 步宽 | 两足跟中心点或重力点之间的水平距离(m) |
| 跨步长 | 一侧足着地至同足再次着地间的距离,是步长的 2 倍(m) |
| 步速 | 单位时间内步行的平均速度(m/s) |
| 步频 | 单位时间内步行的平均步数(步/s) |
| 步态周期变异系数 | mean(GC)/std(GC) |
| 左摆动相占步态周期的比 | 左摆动相时间/步态周期时间×100% |
| 右摆动相占步态周期的比 | 右摆动相时间/步态周期时间×100% |

以步态周期、步长、步宽和左摆动相占步态周期的比 4 个参数为例,其时间序列特征点提取结果如图 6-19 至图 6-22 所示。其中,步态周期参数通过提取粘贴于足踝部任一反光标记物的 $z$ 轴时间序列波峰峰值进行计算,第 $n$ 个周期的计算公式为:

$$[\mathrm{GC}(n+1)-\mathrm{GC}(n)]/\text{采样频率} \tag{6-30}$$

步长通过提取每个周期内分别粘贴于左、右后跟骨(称为 L_FCC 或 R_FCC)上的反光标记物在水平面(横切面)上的轨迹坐标最低点(在图中分别用红色“*”和绿色“△”标记)来计算,使左右两侧标记物的 $x$ 轴轨迹坐标数值相减,即可得每个周期内的步长数据。例如,第 $n$ 个步长数值可表示为:

$$\text{Step length}(n)=|\mathrm{L\_FCC\_}x(n)-\mathrm{R\_FCC\_}x(n)| \tag{6-31}$$

步宽通过提取每个周期内分别粘贴于左、右后跟骨(称为 L_FCC 或 R_FCC)上的反光标记物在水平面(横切面)上的轨迹坐标最低点(在图中分别用红色“*”和绿色“△”标记)来计算,使左右两侧标记物的 $y$ 轴轨迹坐标数值相减,即可得每个周期内的步宽数据。例如,第 $n$ 个步宽数值可表示为:

$$\text{Step width}(n)=|\mathrm{L\_FCC\_}y(n)-\mathrm{R\_FCC\_}y(n)| \tag{6-32}$$

左摆动相占步态周期的比通过提取每个周期内分别粘贴于左脚后跟骨(称为 L_FCC)和左脚第一跖骨头(称为 L_FM1)上的反光标记物在水平面(横切面)上的 $z$ 轴轨迹坐标最低点(在图中分别用红色“*”和绿色“△”标记)来计算,计算这两点的轨迹坐标对应的拍摄帧数值之差并除以该步态周期所占拍摄帧数值,即可得该步态周期的左摆动相占步态周期的比。例如,第 $n$ 个左摆动相占步态周期的比可表示为:

$$\mathrm{LSP}(n)=|\mathrm{L\_FCC}(n)\_\text{帧数值}-\mathrm{L\_FM1}(n)\_\text{帧数值}|/\mathrm{GC}(n)\_\text{占用帧数值} \tag{6-33}$$

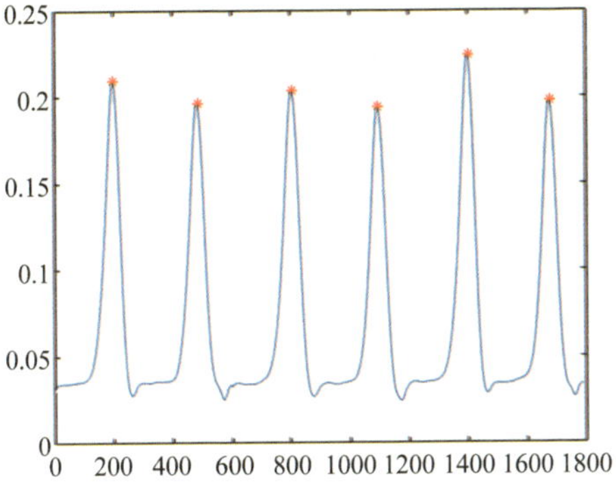


图 6-19　周期计算特征点提取

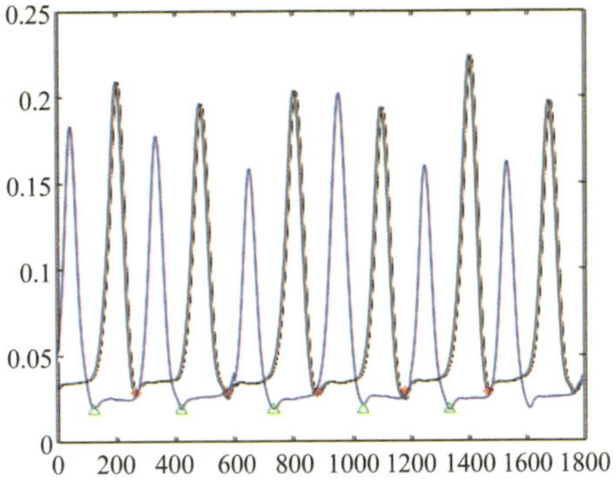


图 6-20　步长计算特征点提取

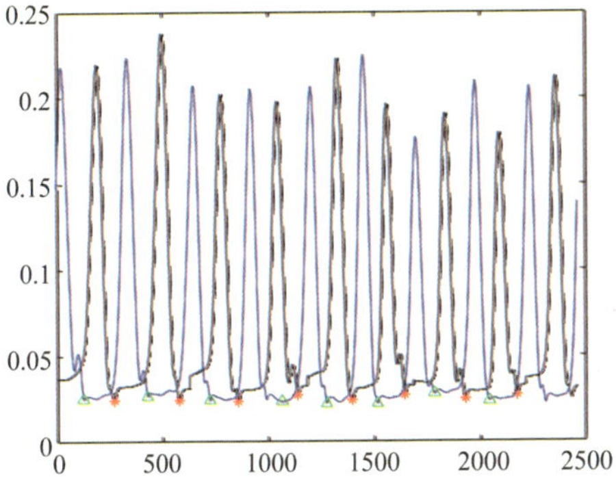


图 6-21　步宽计算特征点提取

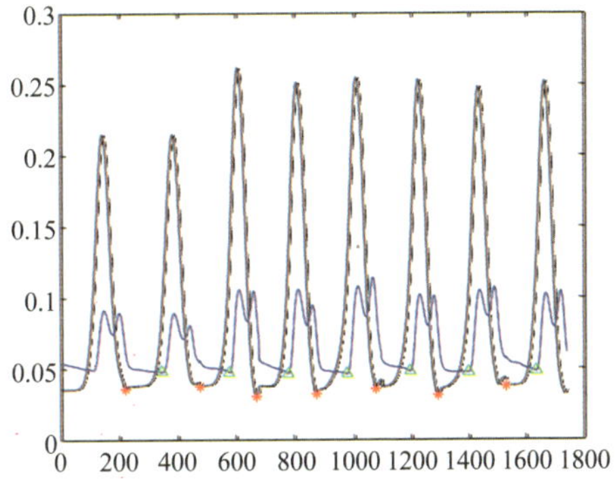


图 6-22　左摆动相占步态周期比计算特征点提取

### 6.3.3　非线性特征提取

尽管人体步态是一种周期性的重复运动，但随着时间的推移，存在一定程度的变异性，表现为不规则的波动。在一般的步态数据中，线性特征只是一种理想的假设，实际上这些数据可能具有高度非线性结构。因此，基于线性假设的特征提取方法不能有效揭示隐藏在步态结构空间中的非线性结构。尽管线性参数可以成功地评估患者的步态症状，但仍有一些与行走过程中的稳定性有关的成分不能用线性特征来正确地描述。为了更有效地量化时间序列中波动的规律性和不可预测性，从而识别患者步态的不稳定性，我们可以采用各种熵值和复杂性度量方法。以下是一些常用的非线性特征：

(1)近似熵

近似熵是衡量随机复杂度的一种指标，反映了由序列中相邻的 $m$ 个点所构成的折线段模式与由 $m+1$ 个点构成的折线段模式在相互近似概率上的差异。近似熵被广泛应用于描述复杂系统的不规则性，越是不规则的时间序列，所对应的近似熵越大。其计算过程如下：

对于长度为 $N$ 的时间序列 $X=[x(1),x(2),\cdots,x(N)]$，首先将时间序列 $X$ 的元素按顺序排列为具有 $m$ 维数的向量：

$$\boldsymbol{X}_i=[x(i),x(i+1),\cdots,x(i+m-1)] \tag{6-34}$$

其中，$i=1,2,\cdots,N-m+1$。

定义 $d[\boldsymbol{X}_i,\boldsymbol{X}_j]$为向量 $\boldsymbol{X}_i$ 和 $\boldsymbol{X}_j$ 之间的距离，则 $d[\boldsymbol{X}_i,\boldsymbol{X}_j]$可表示为：

$$d[\boldsymbol{X}_i,\boldsymbol{X}_j]=\max|x(i+k)-x(j+k)|,\quad k\in(0,m-1) \tag{6-35}$$

记 $B_i$ 为 $d[\boldsymbol{X}_i,\boldsymbol{X}_j]\leqslant r$（$r$ 为相似容限），并计算 $B_i$ 和全部矢量数 $N-m+1$ 的比值：

$$B_i^m(r)=\frac{B_i}{N-m+1} \tag{6-36}$$

对 $B_i^m(r)$进行取对数运算，再求其对所有 $i$ 的平均值，记作 $B^m(r)$，则：

$$B^m(r)=\frac{1}{N-m+1}\sum_{i=1}^{N-m+1}\ln B_i^m(r) \tag{6-37}$$

令 $m=m+1$，重复上述式(6-34)～式(6-37)，可得 $B^{m+1}(r)$，由于序列长度 $N$ 有限，因此近似熵可表示为：

$$ApEn(m,r,N)=B^m(r)-B^{m+1}(r) \tag{6-38}$$

(2)样本熵

样本熵是在近似熵的基础上改进得到的，二者都可以衡量时间序列的复杂性和维数变化时序列产生新模式概率的大小。熵值越大，代表产生新模式的概率越大，序列的复杂性程度越高。

假设有长度为 $N$ 的时间序列 $X=[x(1),x(2),\cdots,x(N)]$，计算其样本熵，首先将时间序列 $X$ 的元素按顺序排列为具有 $m$ 维数的向量：

$$\boldsymbol{X}_i=[x(i),x(i+1),\cdots,x(i+m-1)] \tag{6-39}$$

其中，$i=1,2,\cdots,N-m+1$。

定义 $\boldsymbol{X}_i$ 与 $\boldsymbol{X}_j$ 间的距离为 $d[\boldsymbol{X}_i,\boldsymbol{X}_j]$，且为两者对应元素中差值最大的一个：

$$d(\boldsymbol{X}_i,\boldsymbol{X}_j)=\max_{k\in(0,m-1)}|x(i+k)-x(j+k)| \tag{6-40}$$

给定阈值 $r(r>0)$，统计 $d[\boldsymbol{X}_i,\boldsymbol{X}_j]<r$ 的数目与总矢量个数 $N-m$ 的比值：

$$B_i^m(r)=\frac{1}{N-m}num\{d[X(i),X(j)]<r\} \tag{6-41}$$

对所有由式(6-41)得到的结果求平均，可得：

$$B^m(r)=\frac{1}{N-m+1}\sum_{i=1}^{N-m+1}B_i^m(r) \tag{6-42}$$

令 $m=m+1$，重复式(6-39)～式(6-42)，可得 $B^{m+1}(r)$，由于序列长度 $N$ 有限，因此样本熵可表示为：

$$SampEn(m,r,N)=-\ln\left[\frac{B^{m+1}(r)}{B^{m}(r)}\right] \tag{6-43}$$

(3)模糊熵

在样本熵的基础上通过引入一种指数函数——模糊隶属度函数，可得到改进的样本熵，即模糊熵。

对一组长度为 $N$ 的时间序列 $X$ 进行相空间重构，可得到时间序列 $Y$。

$$Y_i=[x(i),x(i+1),\cdots,x(i+m-1)]-x_0(i),\quad i=1,2,\cdots,N-m+1 \tag{6-44}$$

其中，$m$ 为嵌入维数，$x_0(i)=\dfrac{1}{m}\sum\limits_{j=0}^{m-1}x(i+j)$ 为均值。

定义两个时间序列 $Y_i$ 和 $Y_j$ 之间的距离为：

$$d_{i,j}^{m}=d[Y_i,Y_j]=\max_{k\in(0,m-1)}\left|(x(i+k)-x_0(i))-(x(j+k)-x_0(j))\right| \tag{6-45}$$

引入模糊隶属度函数，利用模糊函数计算时间序列 $Y_i$ 和 $Y_j$ 之间的相似度：

$$D_{i,j}^{m}=\exp\left[-\frac{(d_{i,j}^{m})^{n}}{r}\right] \tag{6-46}$$

其中，$r$ 为相似容限度，$i,j=1,2,\cdots,N-m+1$，且 $i\neq j$。

定义函数：

$$\psi^{m}(r)=\frac{1}{N-m+1}\sum_{i=1}^{N-m+1}\left(\frac{1}{N-m}\sum_{j=1,j\neq i}^{N-m+1}D_{i,j}^{m}\right) \tag{6-47}$$

则原时间序列的模糊熵为：

$$FuzzyEn(m,r)=\lim_{N\to\infty}[\ln\psi^{m}(r)-\ln\psi^{m+1}(r)] \tag{6-48}$$

对于有限长的时间序列，模糊熵估计为：

$$FuzzyEn(m,r,N)=\ln\psi^{m}(r)-\ln\psi^{m+1}(r) \tag{6-49}$$

(4)排列熵

对一组长度为 $N$ 的时间序列 $X=[x(1),x(2),\cdots,x(N)]$ 进行相空间重构，可得到矩阵 $\boldsymbol{Y}$。

$$\boldsymbol{Y}=\begin{bmatrix} x(1) & x(1+t) & \cdots & x(1+(m-1)t) \\ x(2) & x(2+t) & \cdots & x(2+(m-1)t) \\ \vdots & \vdots & & \vdots \\ X(K) & x(K+t) & \cdots & x(K+(m-1)t) \end{bmatrix} \tag{6-50}$$

其中，$m$ 为嵌入维数，$t$ 为延迟时间，$K=N-(m-1)t$。矩阵 $\boldsymbol{Y}$ 中的每一行都是一个重构分量，共有 $K$ 个重构分量。

将每一个重构分量按照升序重新排列，可得向量中各元素位置的列索引构成的一组符号序列：

$$S(l)=\{j_1,j_2,\cdots,j_m\},\quad l=1,2,\cdots,k,k\leqslant m! \tag{6-51}$$

$m$ 维相空间可映射 $m!$ 种不同的符号序列。

将每一种符号序列出现的次数与 $m!$ 种不同的符号序列出现的总次数的比值作为该符号序列出现的概率，可得：

$$\{P_1,P_2,\cdots,P_k\} \tag{6-52}$$

则时间序列 $X$ 的排列熵计算公式为：

$$H_{pe}=-\sum_{j=1}^{k}P_j\ln(P_j) \tag{6-53}$$

排列熵的最大值为 $\ln(m!)$，将熵值进行归一化处理可得：

$$0\leqslant H_{pe}=\frac{H_{pe}}{\ln(m!)}\leqslant 1 \tag{6-54}$$

(5)Lempel-Ziv 复杂度

Lempel-Ziv 复杂度(LZC)是基于粗粒度的测量值。

给定长度为 $n$ 的时间序列 $\{x_1,x_2,\cdots,x_n\}$，在计算 LZC 之前，先将其转换为二进制序列 $s_i$。

$$s_i=\begin{cases}0, x_i<T_d\\ 1,\quad 其他\end{cases} \tag{6-55}$$

其中，$T_d$ 是时间序列 $\{x_1,x_2,\cdots,x_n\}$ 的中值，这里用作阈值。

将其归一化以获得独立于时间序列的复杂度度量值 $c(n)$，$c(n)$ 的上界为：

$$c(n)<\frac{n}{(1-\varepsilon_n)\log_\alpha(n)} \tag{6-56}$$

其中，$\varepsilon_n\rightarrow 0(n\rightarrow\infty)$。对于一个归一化序列，$\alpha=2$，则 $c(n)$ 可表示为：

$$\lim_{n\rightarrow\infty}c(n)=b(n)=\frac{n}{\log_2(n)} \tag{6-57}$$

使用 $b(n)$ 对 $c(n)$ 进行归一化，可得：

$$C(n)=\frac{c(n)}{b(n)} \tag{6-58}$$

$C(n)$ 是反映时间序列中新出现的模式出现的速率的标准化 LZC。

(6)递归定量分析

使用下肢运动学数据的递归图(RP)生成递归定量分析(RQA)参数，RP 描述了步态信号 $x_i$ 的时间依赖性行为，定义如下：

$$R_{i,j}(\varepsilon)=\Theta(\varepsilon-\|x_i-x_j\|),\quad i=j=1,2,\cdots,N \tag{6-59}$$

其中，$R_{i,j}(\varepsilon)$ 是预定义的 $\varepsilon$ 的截止距离，$N$ 是所考虑的状态总数，$\|\cdot\|$ 来源于欧几里得范数，$\Theta$ 来自 Heaviside 函数。

通过跟踪随时间变化的信号轨迹，能够可视化 $R_{i,j}(\varepsilon)$ 的二进制值。由于小规模模式很难肉眼观察，因此不建议在实际应用中单独使用 RP，为解决这一问题，我们提出了几种复杂性措施，即 RQA，它主要依赖于递归率（$RR$）、熵值（$ENTR$）和确定性（$DET$）等指标。

$$RR(\varepsilon)=\frac{1}{N}\sum_{i,j=0}^{N}R_{i,j}(\varepsilon) \tag{6-60}$$

$DET$ 表示系统状态的时间演化周期与对角线上重复点的比率相似。在周期信号中，对角线通常较长，而在混沌信号中则较短。因此，与健康对照组相比，具有病理步态的受试者更容易看到长时间的对角线。

$$DET=\frac{\sum_{l=l_{\min}}^{N}lp(l)}{N^2\times RR} \tag{6-61}$$

一个递归结构的复杂度可以用 $ENTR$ 来衡量，随着递归结构变得更加复杂，$ENTR$ 的值也会增加。

$$ENTR=-\sum_{l=l_{\min}}^{N}p(l)\ln p(l) \tag{6-62}$$

（7）最大李雅普诺夫指数

步态运动学信息用于构造状态-空间轨迹。最大李雅普诺夫指数（$LLE$）用于测量这些轨迹的指数发散率。如果 $LLE$ 为正值，则非线性确定性系统是混沌的。$LLE$ 值越大，吸引子的发散度就越大。为计算长度为 $N$ 的时间序列 $\{x_1,x_2,\cdots,x_n\}$ 中两个相邻点 $x_k$ 和 $x_{\hat{k}}$ 之间的距离，定义初始距离为：

$$d_k(0)=\min\|x_k-x_{\hat{k}}\|,|k-\hat{k}|>mean\ period \tag{6-63}$$

相空间中每个 $x_k$ 点在第 $i$ 次演化后的距离可以用 $d_k(i)$ 来表示。假设 $x_k$ 及其最近邻 $x_{\hat{k}}$ 以 $\mu$ 的速率发散，则：

$$d_k(i)=d_k(0)\times e^{\mu(i\cdot\Delta t)} \tag{6-64}$$

两边取对数，可得：

$$\ln d_k(i)=\ln d_k(0)\times\mu(i\cdot\Delta t) \tag{6-65}$$

此时，$LLE$ 的值可表示为：

$$Y_{LLE}(i)=\frac{1}{\Delta t}\langle\ln d_k(i)\rangle \tag{6-66}$$

其中，$\langle\ln d_k(i)\rangle$ 表示所有 $\ln d_k(i)$ 值的平均值。

## 参考文献

[1] 代启航. 基于步态分析和确定学习的脊髓型颈椎病辅助诊断[D]. 济南：山东大学，2023.

# 第7章　步态测量分析医学应用举例

## 7.1　基于步态智能分析的髋关节骨性关节炎严重程度评分方法

### 7.1.1　研究背景

骨关节炎(osteoarthritis, OA)是一种普遍且令人衰弱的关节疾病,常导致患者残疾,尤其在老年人群体中更为常见[1]。其典型症状包括关节疼痛、僵硬,以及关节软骨和周边组织的结构性病理变化[2]。此疾病主要侵袭下肢的大关节,尤其是髋关节和膝关节。髋关节骨性关节炎(hip osteoarthritis,HOA)属于慢性关节疾病范畴,其特征在于活动时的显著疼痛、活动能力减退以及身体机能受限,对全球范围内中老年人的日常生活构成了重大影响。

目前,对于HOA的诊断及其严重程度的评估,可采用多种工具,包括平片X线摄影(plain film radiography, PFR)、计算机断层扫描(computed tomography, CT)、磁共振成像(magnetic resonance imaging, MRI)、超声检查(ultrasonography, US)以及凯尔格林-劳伦斯(Kellgren-Lawrence, KL)量表等[3]。在临床实践中,鉴于PFR的易获取性和成本效益,其通常被视为风湿病学中的首选成像方法。尽管髋关节超声是一种无创、低成本且无辐射的技术手段[4],但在HOA治疗方面的文献记载却相对匮乏。其他放射学技术,如CT和MRI,对于研究环境中HOA的诊断具有重要价值。然而,由于它们在改变HOA病程方面的能力有限,目前可用的治疗方法在临床应用上并不广泛[5]。作为诊断OA的"金标准",KL量表采用了一个从0到4的五级分级框架,其中0级代表无症状关节,而1至4级则分别对应OA的可疑、轻度、中度和重度情况[6,7]。然而,KL量表是一个相对简化的评估工具,无法精确反映与OA相关的各种成像特征[8]。另一种评估 OA 严重程度的临床评分方法是韦仕敦大学和麦克马斯特大学骨关节炎指数(WOMAC)量表[9]。近年来的研究表明,患者的症状与影像学发现之间存在显著的不一致性。具体而言,即使患者在影像学上表现出高级别的 HOA,也可能并无明显临床症状;反之,有严重临床症状的患者也可能在影像学上仅表现为轻度 HOA[1,10]。因此,在面对未经 PFR 证实的疑似 HOA 病例时,医生应探寻其他可能的病因和评估工具,以全面解释患者的症状,并确认 HOA 的存在。

随着机器视觉、运动捕捉以及生物力学技术的迅猛进步,OA 的步态分析日益依赖于生物力学异常的量化指标。深入理解 OA 对步态的影响,不仅能够加快疾病的早期诊断,还能优化物理治疗和手术治疗的方案,同时有效评估这些治疗的效果[11]。HOA 显著降低了步态效率,导致患者的步幅、步频(节奏)和行走速度等关键步态参数与健康对照组(HCs)相比发生了显著变化[12]。除了运动学步态参数的明显改变,HOA 患者在接受全髋关节置换术前,其髋关节、膝关节和踝关节的三维活动范围(ROM)也会明显减弱[13]。随着 HOA 病情的加重,步态异常的程度也会相应加剧,表现出不同的阶段特征[14]。此外,研究表明,步态改变的 HOA 患者下肢承受了异常的负荷。下肢的生物力学研究揭示了关节间物理和机械改变的相互影响,HOA 患者的髋关节、膝关节和踝关节之间的运动学链变化,评估了病理运动学变异性的不同方面[15,16],这种变异性与 HOA 紧密相关[13]。根据传统观点,严重 HOA 患者的下肢运动链表现出更高的变异性,这被认为是一种适应性机制,旨在减少疼痛关节的重复负荷[17]。这种终点变异性可以进一步被评估为步态变异性,并与疼痛缓解程度相关联,从而间接地揭示了 HOA 严重程度与下肢关节变异性之间的潜在联系[13,18]。这些发现不仅深化了我们对 HOA 步态异常的理解,也为制定更精准的个体化治疗方案提供了有力的生物力学依据。

为了精确量化步态变异性,研究人员开发了一系列先进的技术手段。其中,步态变异性指数(GVI)[19]、核密度估计(KDE)[20]、光谱弧长度测量(SPARC)[21]、相位协调指数(PCI)[22]、Tekscan 分析程序(TAP)[23]以及基于小波变换的功率谱密度(PSD)[24]等方法,均能有效捕捉并分析步态数据中的变异性特征。此外,非线性分析在量化步态变异性和探究其与 HOA 严重程度关系方面同样发挥着不可或缺的作用。多尺度熵、复发定量分析(RQA)[25]、分形分析、最大李亚普诺夫指数(LLE)[26]和样本熵[27]等非线性指标,已被广泛应用于描述多种病理步态变异性,如帕金森病、膝关节 OA、Dravet 综合征和多发性硬化症等。在步态稳定性评估方面,LLE 通过量化运动系统在状态空间中不同轨迹路径上对小扰动的减弱程度,来揭示步态的稳定性。具体而言,LLE 测量了状态空间轨迹与步态运动学呈指数发散的程度，LLE 值的增加往往意味着个体行走的不稳定性增强[28]。在熵的分析范畴内，样本熵、近似熵、模糊熵和排列熵等方法[29]也被广泛研究。这些方法通过计算时间序列的复杂性或不规则性，为步态变异性的量化提供了有力工具。此外，LZC 作为非线性信号分析中的一个重要指标，能够检测动态变化并量化信号的复杂性[30]。一般而言，LZC 值的增大意味着信号中出现了更多新的模式，从而表明信号更加复杂[31]。

在量化步态变异性后，我们使用统计分析、机器学习和人工智能等多种技术来检测 HOA 的存在，并使用量化特征对其严重程度进行分级。例如，对单侧 HOA 患者的髋关节角度和力矩使用 Bonferroni 校正来研究影像学严重程度与疼痛和负荷变化之间的关系[15]。此外，Liao 等人[32]的研究则关注于三维(3D)运动学和动力学髋关节参数与患者症状和软骨形态之间的相关性。他们发现，与 HCs 相比，HOA 患者在行走过程中表现出更大的髋关节外展和内收力矩，以及更大的髋关节屈曲、内收和外旋力矩脉冲。这些发现进一步证实了步态参数在 HOA 评估中的重要性。基于统计参数映射(statistical porametric mapping，SPM)，努施(Nuesch)等人[33]确定了髋关节、膝关节 OA 患者与 HCs 在相应指数关节上存在的运动学差异，并指出相邻关节的补偿较少。这一发现有助于我们更准确地诊断和评估膝关节和髋关节 OA，并为制定个性化的治疗方案提供了依据。在多维数据分析方面，罗西-德弗里斯(Rossi-DeVries)等人[34]采用拓扑数据分析(topological data analysis，TDA)、柯尔莫戈罗夫-斯米尔诺夫(KS)测试和本杰米尼-霍赫伯格方法，对软骨的形态、组成、步态运动学和动力学以及骨的形状进行了全面评估。他们发现，生物化学和生物力学标志物可用于对有无 HOA 放射学体征的受试者进行分类，从而进一步了解疾病进展的表型差异。埃斯约恩松(Esbjörnsson)等人[35]的研究则聚焦于术后髋关节旋转和髋关节内收力矩对步态的影响。他们采用多元线性回归方法，评估了全髋关节置换术(total hip arthroplasty，THA)后步态的变化与关节解剖结构变化之间的关系。这一研究为理解 THA 术后步态恢复提供了重要信息。Teufl 等人[36]的研究则利用惯性测量单元(inertial measurement unit，IMU)提取 HOA 患者的运动学数据，并计算髋关节的 3D ROM。通过支持向量机(SVM)模型，他们成功地将受损步态与未受损步态区分开来。这一发现为 HOA 的早期诊断和治疗提供了有力支持。最后，埃默扎尔(Emmerzaal)等人[37]从下肢运动学和动力学数据中提取了统计特征(如平均值、方差、最小值、最大值)和傅里叶变换系数，并计算了峰值和零交叉的数量。他们采用 L1 正则化 logistic 回归模型对 HOA 患者和 HCs 的步态轨迹进行分类，准确率高达 93.9%。这一结果表明，利用机器学习技术可以实现对 HOA 患者步态特征的精确识别和分类。

本书致力于深入探索 OA 研究领域，旨在通过精细的时空参数与非线性指标，揭示下肢运动链中存在的差异，精准地检测单侧 HOA 的存在并评估其严重程度。为实现此目标，我们精心采集了髋关节、膝关节及踝关节的运动学数据，并对这些数据进行综合分析，以评估时空参数与非线性指标在 HOA 检测及严重程度评分中的实际效用。在特征提取环节，我们不仅关注了传统的时空参数，如步长、步频、步幅及步态周期变异系数等，还引入了更为复杂的非线性特征，如模糊熵、排列熵、LZC、最大李雅普诺夫指数，以及基于递归定量分析得出的递归率、确定性和熵等。这些特征涵盖了矢状面、冠状面和横向角度的多个维度，为全面解析步态特征提供了坚实基础。为深入理解各特征对模型预测的贡献度，我们引入了 Shapley Additive exPlanations(SHAP)方法。SHAP 通过为每个输入变量赋予特征重要性值，极大地提升了模型的透明度，使我们能够更清晰地洞察哪些变量对模型预测产生了显著影响。这一方法不仅有助于优化特征选择，还促进了模型有效性和准确性的提升。在分类任务中，我们采用了多种浅层机器学习分类器，包括支持向量机、KNN 最近邻、决策树(DT)、随机森林(RF)及逻辑回归模型。这些分类器能够基于提取的特征集，对单侧 HOA 患者与 HCs 的步态模式进行有效区分，从而验证了特征集在分类任务中的实用性和有效性。

### 7.1.2　数据集介绍

本书所使用的 HOA 数据集源自第戎大学医院(法国)在 2011 年至 2016 年间开展的一项研究。该研究共招募了 80 名 HCs 和 106 名单侧 HOA 患者[38]。然而，在 HOA 患者中，有 4 人未提供 KL 分级信息，另有 3 人未提供任何相关数据。因此，最终仅有 99 例 HOA 患者被纳入本研究范畴。表 7-1 详细列出了参与者的基本人口统计学信息。值得注意的是，本研究的数据集中并未包含 KL 1 级的数据，这主要是因为 KL 1 级在临床上通常不被视为显著的病理状态，因此在本研究中未予采用。为确保研究的准确性和可靠性，我们严格排除了具有以下情况的患者：踝关节疼痛、肢体疾病、慢性或急性背痛、神经肌肉疾病、帕金森病、心力或呼吸衰竭以及糖尿病患者。这些排除标准旨在减少其他潜在疾病对研究结果的影响，从而更准确地聚焦 HOA 的特征分析。

**表 7-1　受试者人口统计学信息**

| | Grade 0 HCs | Grade 2 HOA | Grade 3 HOA | Grade 4 HOA |
|---|---|---|---|---|
| 年龄/年(mean±std) | 58.7±15.5 | 68.8±8.77 | 66.1±10.0 | 67.1±9.32 |
| 身高/m(mean±std) | 1.66±0.09 | 1.62±0.08 | 1.65±0.09 | 1.64±0.09 |
| 体重/kg(mean±std) | 69.3±13.4 | 72.6±16.0 | 77.0±16.4 | 81.0±17.3 |
| 男/女 | 35/45 | 6/12 | 22/24 | 19/16 |

本研究所采用的数据集，其步态数据是通过先进的动作捕捉系统——Vicon MXT40(Vicon，英国)进行提取的。该系统的数据采集布局及所应用的生物力学模型，分别如图 7-1 和图 7-2 所直观展示。在图 7-2 中，我们详细列出了具体的骨性标记标签及其对应的描述，这些信息被汇总在表 7-2 中。

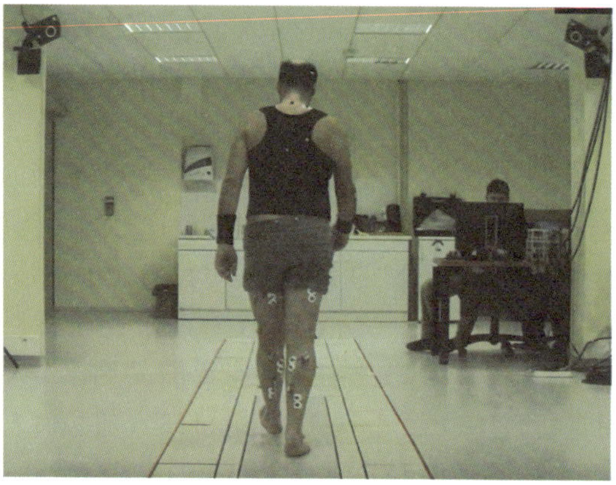

图 7-1 数据采集系统的布局[38]

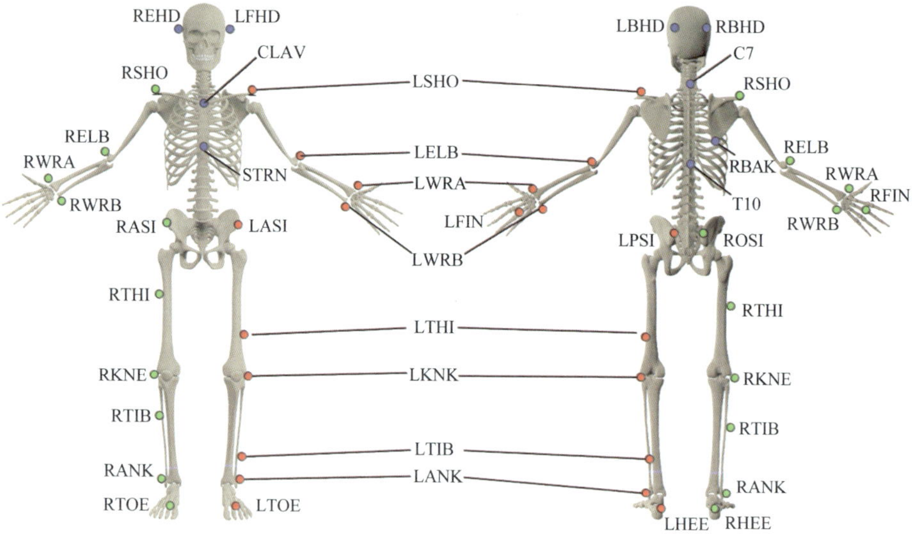


图 7-2 生物力学模型[38]

表 7-2　具体骨性标记标签及其描述

| 标签 | 描述 | 在受试者身上粘贴的位置 |
|---|---|---|
| LFHD | 左前额 | 左太阳穴 |
| RFHD | 右前额 | 右太阳穴 |
| LBHD | 左后脑 | 左后脑勺(定义为头部的横向平面,与正面标记相对) |
| RBHD | 右后脑 | 右后脑勺(定义为头部的横向平面,与正面标记相对) |
| C7 | 第七颈椎 | 第七颈椎的棘突 |
| T10 | 第十胸椎 | 第十胸椎的棘突 |
| CLAV | 锁骨 | 锁骨与胸骨相接的颈静脉凹迹处 |
| STRN | 胸骨 | 胸骨的剑突 |
| RBAK | 右侧背部 | 右侧肩胛骨的任何地方(该标记在左侧没有相应的标记,它的不对称性仅用于自动标记程序确定受试者的右和左) |
| LSHO | 左肩 | 左侧肩胛骨-锁骨关节处 |
| LELB | 左手肘 | 左臂外上髁 |
| LWRA | 左腕标记点 A | 在左手拇指侧的腕带上,尽可能靠近腕关节中心。为了更好地跟踪轴向旋转,建议使用杆状标记物 |
| LWRB | 左腕标记点 B | 在与腕带相连的左手小指一侧,尽可能靠近腕关节中心。为了更好地跟踪轴向旋转,建议使用杆状标记物 |
| LFIN | 左手手指 | 靠近左手的中指关节 |
| RSHO | 右肩 | 右侧肩胛骨-锁骨关节处 |
| RELB | 右手肘 | 右臂外上髁 |
| RWRA | 右腕标记点 A | 在右手拇指侧的腕带上,尽可能靠近腕关节中心。为了更好地跟踪轴向旋转,建议使用杆状标记物 |
| RWRB | 右腕标记点 B | 在与腕带相连的右手小指一侧,尽可能靠近腕关节中心。为了更好地跟踪轴向旋转,建议使用杆状标记物 |
| RFIN | 右手手指 | 靠近右手的中指关节 |
| LASI | 骨盆左前侧 | 左髂前上棘 |
| RASI | 骨盆右前侧 | 右髂前上棘 |
| LPSI | 骨盆左后侧 | 左髂后上棘(左侧骶髂关节下方,脊柱与骨盆连接的位置) |

续表

| 标签 | 描述 | 在受试者身上粘贴的位置 |
|---|---|---|
| RPSI | 骨盆右后侧 | 右髂后上棘(右侧骶髂关节下方,脊柱与骨盆连接的位置) |
| LTHI | 左大腿 | 左大腿下外侧 1/3 的皮肤表面 |
| LKNE | 左膝 | 左膝关节的外展轴上 |
| LTIB | 左腿胫骨 | 左腿胫骨下 1/3 的皮肤表面 |
| LANK | 左脚踝 | 左腿胫骨外侧踝 |
| LHEE | 左脚后跟 | 左脚足底平面上与脚趾标记相同高度的跟骨处 |
| LTOE | 左脚脚趾 | 左脚第二跖骨头上方 |
| RTHI | 右大腿 | 右大腿下外侧 1/3 的皮肤表面 |
| RKNE | 右膝 | 右膝关节的外展轴上 |
| RTIB | 右腿胫骨 | 右腿胫骨下 1/3 的皮肤表面 |
| RANK | 右脚踝 | 右腿胫骨外侧踝 |
| RHEE | 右脚后跟 | 右脚足底平面上与脚趾标记相同高度的跟骨处 |
| RTOE | 右脚脚趾 | 右脚第二跖骨头上方 |

### 7.1.3 特征提取

本例讨论了时空参数 $F_s$ 和非线性指标 $F_N$，以实现更有效的特征提取。根据髋关节、膝关节和踝关节在矢状面、冠状面和水平面的运动学数据，使用时空参数的定义计算 $F_s$，并使用多种熵、递归定量分析、Lempel-Ziv 复杂度和最大李雅普诺夫指数计算 $F_N$。

(1)时空参数提取

本研究采用步长、步频、步态周期(GC)变异系数(CC)、左摆动阶段(LSP)和右摆动阶段(RSP)五个时空参数，充分反映 HOA 患者与 HCs 的步态运动特征。步长是一个足迹的脚后跟与相反足迹的脚后跟之间的距离[39]，步频是指每秒或每分钟的步数。在步行中，步长是由两个连续脚步的脚跟间的垂直距离来测量的[39]。步态周期的 CV 可以作为步态稳定性的一个指标，计算公式为：

$$\mathrm{CV}=\frac{\mathrm{GC}_{\mathrm{mean}}}{\mathrm{GC}_{\mathrm{std}}} \tag{7-1}$$

其中，$GC_{std}$表示 GC 的标准差，$GC_{mean}$表示 GC 的平均值。

LSP 对应左脚在空中向前摆动的时期（不接触地面），而 RSP 对应右脚在空中向前摆动的时期。本例使用步态周期的百分比重新定义了 LSP 和 RSP，计算公式如下：

$$\mathrm{LSP}(\%)=\frac{\text{单周期内左摆动相时间}}{\text{该周期时间}} \tag{7-2}$$

$$\mathrm{RSP}(\%)=\frac{\text{单周期内右摆动相时间}}{\text{该周期时间}} \tag{7-3}$$

因此，该例所用时空参数为 $F_s=$[步长、节奏、步幅、CV、LSP、RSP]。同时，如图 7-3 所示，使用箱型图描述三维空间中的时空参数 $F_s$ 和关节角度。图中的 $\theta_{hip}^{sag}$、$\theta_{hip}^{cor}$和 $\theta_{hip}^{tra}$分别表示髋关节在矢状面、冠状面和水平面内的角度，$\theta_{knee}^{sag}$、$\theta_{knee}^{cor}$和 $\theta_{knee}^{tra}$分别表示膝关节在上述三维平面内的角度，$\theta_{ankle}^{sag}$、$\theta_{ankle}^{cor}$和 $\theta_{ankle}^{tra}$则分别表示踝关节在上述三维平面内的角度。图 7-4 展示了下肢髋关节、膝关节和踝关节的原始关节角度的均值数据，这些时间序列还用于提取非线性特征。箱型图统计显示了每个特征的分布、异常值、对称性，以及整体步态细节[40]，同时区分了时空参数和关节角度。

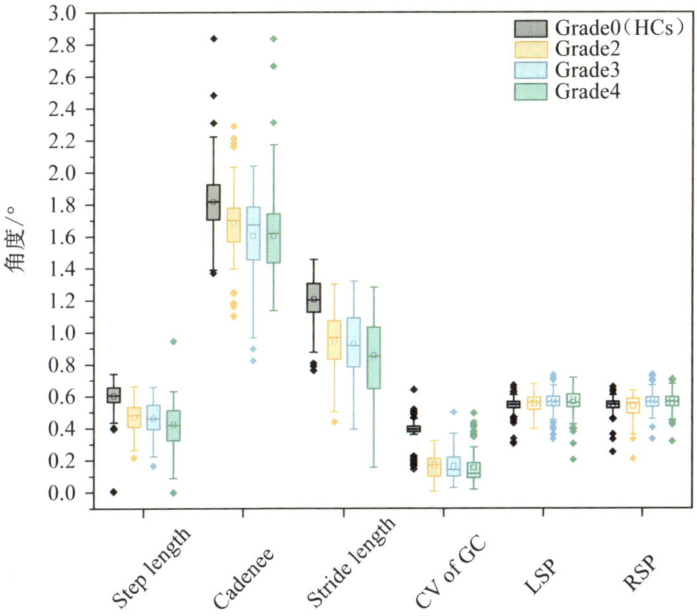


图 7-3　时空参数箱型图

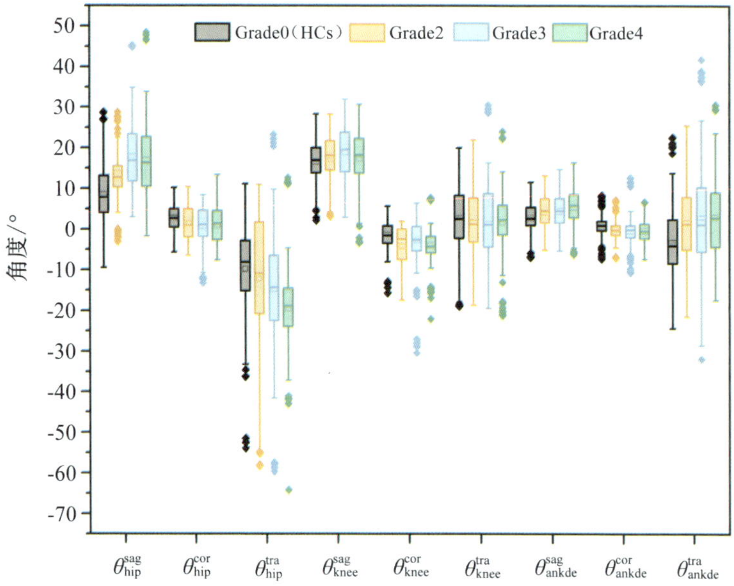


图 7-4 髋关节、膝关节和踝关节三维角度箱型图

（2）非线性特征提取

该例对下肢关节角度各个维度的模糊熵，排列熵，Lempel-Ziv 复杂度，递归定量分析中的递归率、熵值、确定性，以及最大李雅普诺夫指数进行了计算和提取。这些非线性特征的计算可参照 6.3.3 节的公式。

### 7.1.4 特征选择与降维

特征选择和降维是机器学习模型提高分类精度和降低计算复杂度的关键步骤。在此背景下，SHAP 作为一种创新的参数理论方法，为评估机器学习分类器中每个特征的重要性提供了新的视角。SHAP 值能够量化每个特征对预测结果的贡献度。这种量化不仅基于特征的单独影响，还考虑了特征间的相互作用，从而更全面地反映了特征在模型预测中的实际作用。通过计算每个特征的 SHAP 值，我们可以获得一个直观的、易于理解的特征重要性排序，这不仅有助于我们识别出对预测结果最具影响力的特征组合，还能揭示出整个预测结果背后的原因和机制。

使用 SHAP 方法进行特征选择的过程描述如下：首先，使用选定的机器学习模型计算特征集每个特征的 SHAP 值。这些值量化了每个特征对模型给定实例所做的预测的影响。接下来，根据它们在整个数据集上的平均绝对 SHAP 值对这些特征进行排序。该排序提供了对模型决策过程中每个特征的相对重要性的初步评估。然后，根据预先确定的标准，如固定数量的特征或一定程度的累积重要性，选择一个包含最佳特征的子集。所选的子集用于训练一个新的模型，并使用一个合适的性能度量进行评估。如果新模型的性能令人满意，则可以将所选的特征子集视为给定任务的最优特征集；否则，特征选择过程可能需要重复使用不同的模型架构或选择标准，直到获得令人满意的结果。总的来说，基于SHAP值的特征选择方法提供了一种有原则的和可解释的方法来识别给定的机器学习任务中最相关的特征，同时也考虑到了它们的相互作用和非线性效应。

### 7.1.5 分类模型构建

SVM、KNN、DT、RF和LR都是解决非线性特征空间中分类问题的常用机器学习方法，因此可进行比较研究。此外，它们适用于小规模的数据集。

(1)SVM

为了将数据中的对象分类，可通过SVM[41]将高维特征空间映射到数据点。本例采用了径向基函数核。

(2)KNN

非参数KNN分类器在最近的 $k$ 个特征空间中搜索训练样本来测试数据[42]。相似性是用欧氏距离或曼哈顿距离来测量的。

(3)DT

DT由根节点、分支和叶节点组成。测试属性在每个内部节点上，测试结果在分支上，结果类标签在叶节点上。顾名思义，根节点是树中最上面的节点，它是所有节点的父节点。决策树的节点(属性)表示特征，而链接(分支)表示决策，叶子表示结果(分类值或连续值)。使用DT可以很容易地获取和解释数据，因为它模仿了人类的思维。简而言之，整个目标是创建一个表示所有数据的树，并分别处理每个叶子。当DT从特性构建树结构时，会使用一些规则来识别测试的类型[43]。

(4)RF

布雷曼(Breiman)[44]引入了RF作为一个功能强大的分类器。该分类器可以看作是一个不相关和相互独立的决策树的集合。树的投票决定了最终的预测结果。大量的树提供了稳健的结果。本研究确定了最优树数在[1,100]范围内。

(5)LR

通过构建以二元协变量作为布尔组合的预测变量，LR构建了自适应回归模型[45]。在LR中，这些逻辑表达式用逻辑树表示。但是，逻辑树不仅可以作为逻辑表达式的图形表示，在搜索最佳模型时还可以用于生成新的逻辑树。在这棵树的生长过程中，允许的移动分别是交替使用一个操作符或一个变量，修剪或生长一个分支，以及添加或删除变量。

### 7.1.6 实验结果分析

(1)模型评估指标

实验在各种分类器上验证了所提特征的有效性。除了准确性(ACC)、特异性(SPF)和敏感性(SEN)外，我们还使用了另外四个经典的性能指标：阴性预测值(NPV)、阳性预测值(PPV)、$F_1$ score 评分和 Matthews 相关系数(MCC)。计算结果如下：真阳性等于 TP，假阴性等于 FN，真阴性等于 TN，假阳性等于 FP。当 MCC 值越大时，分类器的性能就会更好。上述指标定义如下：

$$\mathrm{SEN}=\frac{\mathrm{TP}}{\mathrm{TP}+\mathrm{FN}}\times 100\% \tag{7-4}$$

$$\mathrm{SPF}=\frac{\mathrm{TN}}{\mathrm{TN}+\mathrm{FP}}\times 100\% \tag{7-5}$$

$$\mathrm{ACC}=\frac{\mathrm{TP}+\mathrm{TN}}{\mathrm{TP}+\mathrm{TN}+\mathrm{FN}+\mathrm{FP}}\times 100\% \tag{7-6}$$

$$\mathrm{PPV}=\frac{\mathrm{TP}}{\mathrm{TP}+\mathrm{FP}}\times 100\% \tag{7-7}$$

$$\mathrm{NPV}=\frac{\mathrm{TN}}{\mathrm{TN}+\mathrm{FN}}\times 100\% \tag{7-8}$$

$$\mathrm{MCC}=\frac{\mathrm{TP}\times\mathrm{TN}+\mathrm{FN}\times\mathrm{FP}}{\sqrt{(\mathrm{TP}+\mathrm{FN})(\mathrm{TP}+\mathrm{FP})(\mathrm{TN}+\mathrm{FN})(\mathrm{TN}+\mathrm{FP})}}\times 100\% \tag{7-9}$$

(2)基于 SHAP 值的特征选择结果

本节比较了 SVM、KNN、DT、RF 和 LR 5 种模型基于 SHAP 值的特征选择的重要性排序。为了确定特征的最优组合，计算每个特征的 SHAP 值，并根据其重要性进行排序。随后，只保留最重要的特征，从而降低了特征空间的维数。例如，在该例中，时空参数和非线性特征的总数是 $6+7\times3\times3=69$。考虑到这些特征的高维性，我们计算了所有特征的 SHAP 值，并根据它们的重要性得分获取每个模型中排序为前 20 的特征。图 7-5 根据二分类中的 SHAP 值，显示了不同分类器中前 20 个重要的原始特征，三分类和四分类的 SHAP 值图见附录图 1 与图 2。图 7-6 给出了二分类的分类器最佳特征集的 SHAP 值图，三分类和四分类 SHAP 值图见附录图 3 与图 4。从这些图中可以看出，本例所选择的时空参数和非线性特征均被包含在这些特征集中。不同分类器在不同分类任务中的最优特征子集的维数如表 7-3 所示。

5 种浅层分类器的最优参数设置如下：对于二分类，SVM(惩罚系数 C=

8.3，gamma=$10^{-5}$）、KNN(n_neighbors=17，leaf_size=1)、DT(max_depth=12)、RF(n_estimators=19，max_depth=11)、LR(正则化系数 C=12.48)。对于三分类，SVM(惩罚系数 C=2，gamma=$10^{-5}$)、KNN(n_neighbors=21，leaf_size=1)、DT(max_depth=13)、RF(n_estimators=65，max_depth=10)、LR(正则化系数 C=4.8)。对于四分类，SVM(惩罚系数 C=0.8，gamma=$10^{-5}$)、KNN(n_neighbors=28，leaf_size=1)、DT(max_depth=10)、RF(n_estimators=45，max_depth=15)、LR(正则化系数 C=0.46)。

**表 7-3　不同的分类任务中每个分类器的最优特征子集的维数**

| 分类器 | 最优特征子集的维度 | | |
|---|---|---|---|
| | 二分类 | 三分类 | 四分类 |
| SVM | 27 | 34 | 31 |
| KNN | 23 | 19 | 29 |
| DT | 24 | 40 | 12 |
| RF | 6 | 7 | 10 |
| LR | 23 | 26 | 39 |

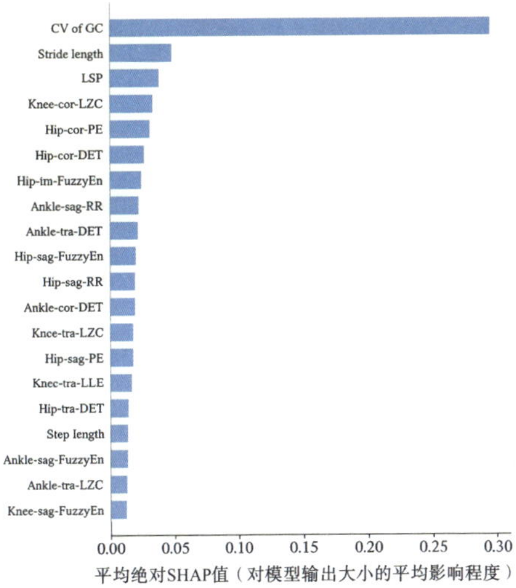


(a)SVM

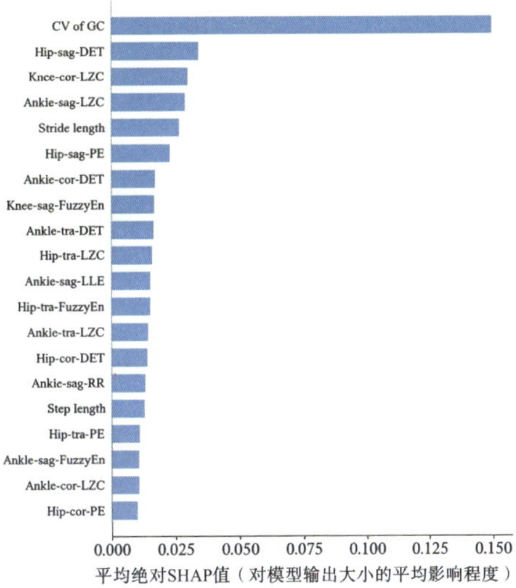


(b)KNN

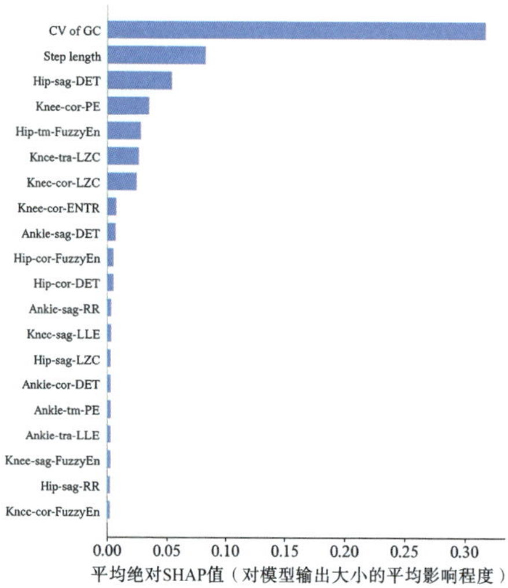


(c)DT

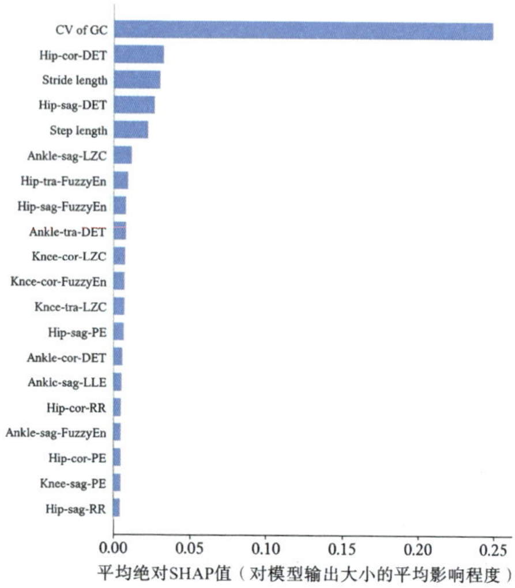


(d)RF

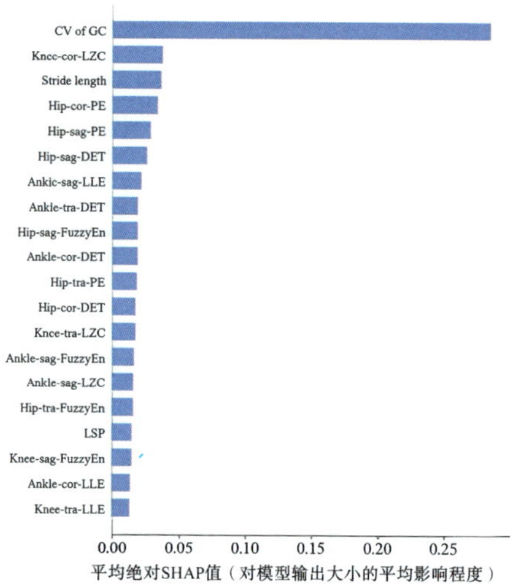


(e)LR

图 7-5　基于 SHAP 值的二分类中不同分类器的前 20 个重要特征

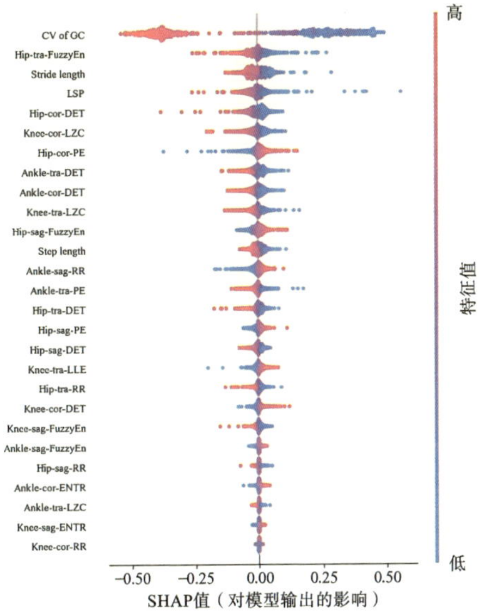


(a)SVM

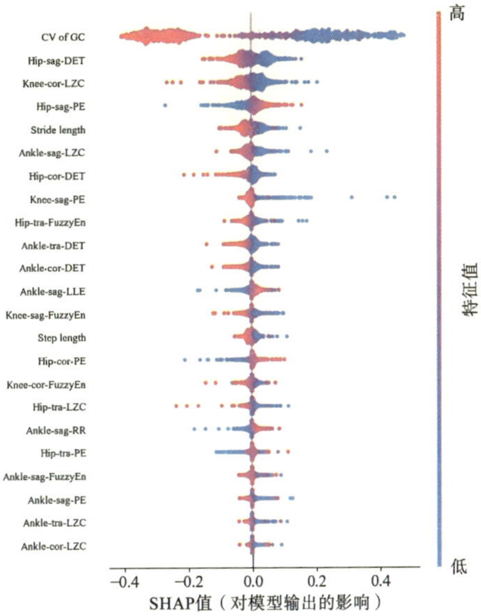


(b)KNN

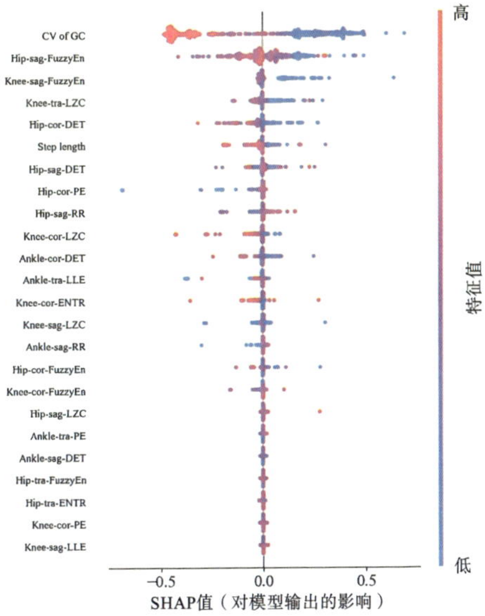


(c)DT

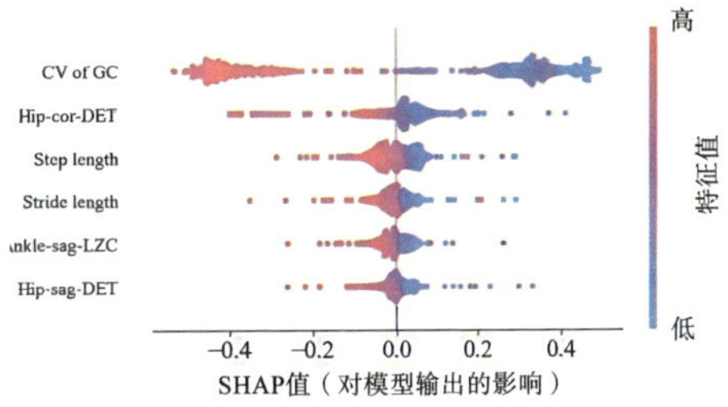


(d)RF

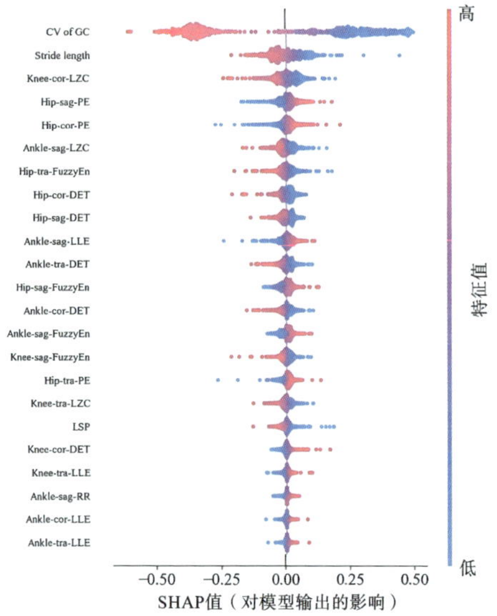


(e)LR

图 7-6 二分类中五种浅层分类器最佳特征集的 SHAP 概览图

(3)不同分类算法的比较

采用 10 倍交叉验证方案的二元分类混淆矩阵如图 7-7 所示。表 7-4 至表 7-6 显示了二元分类、三元分类、四元分类这三种类型任务的分类性能。

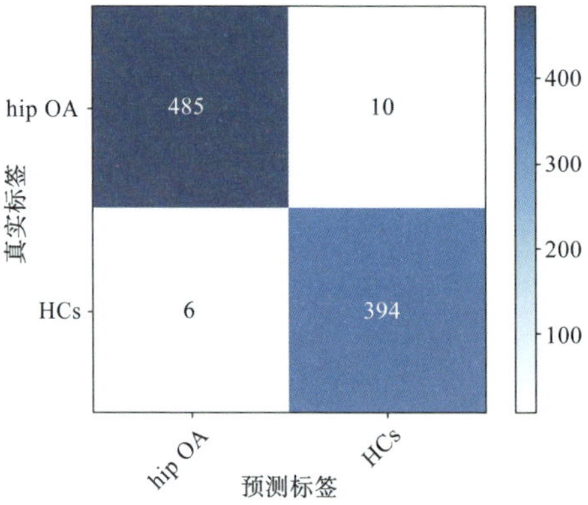


(a)SVM

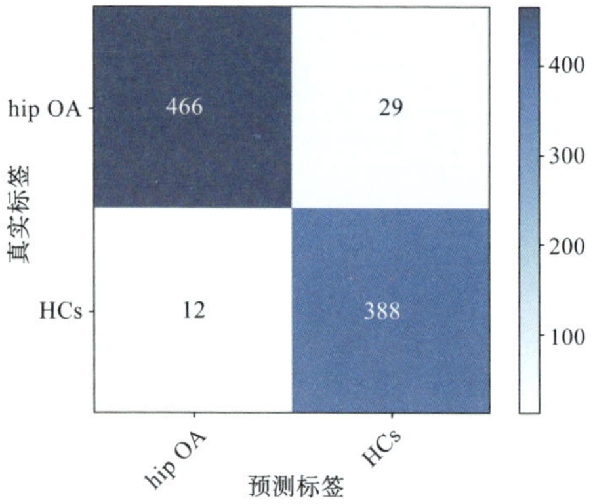


(b)KNN

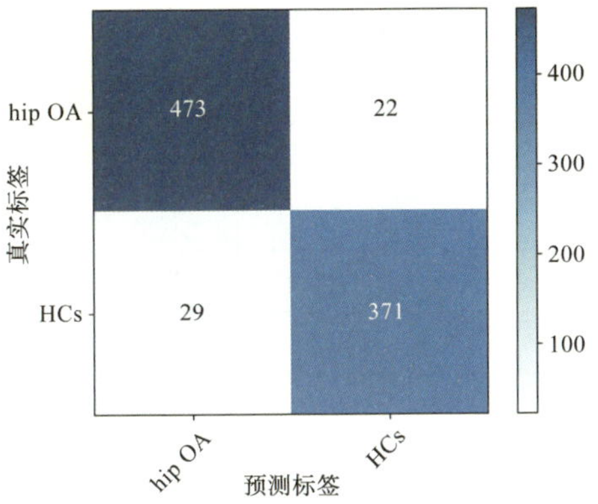


(c)DT

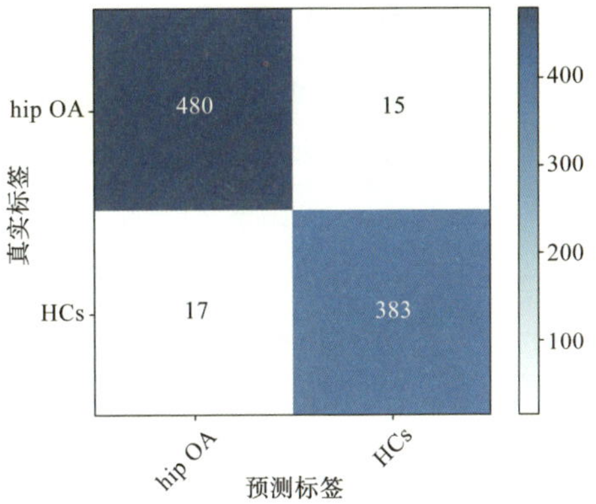


(d)RF

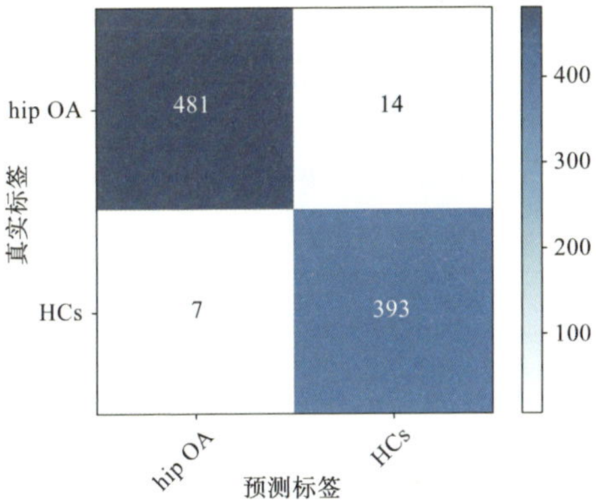


(e)LR

图 7-7　二分类中五种浅层分类器混淆矩阵的比较

**表 7-4　采用 10 倍交叉验证方案的 5 种浅层分类器的二分类性能指标**

| 分类器 | ACC/% | SEN/% | SPF/% | PPV/% | NPV/% | MCC/% |
|---|---|---|---|---|---|---|
| SVM | 98.21 | 97.98 | 98.50 | 98.78 | 97.52 | 96.39 |
| KNN | 95.42 | 94.14 | 97.00 | 97.49 | 93.05 | 90.84 |
| DT | 94.30 | 95.56 | 92.75 | 94.22 | 94.40 | 88.47 |
| RF | 96.42 | 96.97 | 95.75 | 96.58 | 96.23 | 92.77 |
| LR | 97.65 | 97.17 | 98.25 | 98.57 | 96.56 | 95.27 |

表 7-5 采用 10 倍交叉验证方案的 5 种浅层分类器的三分类性能指标

| 分类器 | 分级 | ACC/% | SEN/% | SPF/% | PPV/% | NPV/% | MCC/% |
|---|---|---|---|---|---|---|---|
| SVM | Grade 0(HCs) | 96.76 | 97.75 | 95.96 | 95.13 | 98.14 | 93.49 |
| | Grade 2/Grade 3 | 85.36 | 81.88 | 87.30 | 78.21 | 89.64 | 68.51 |
| | Grade 4 | 86.82 | 58.86 | 93.61 | 69.13 | 90.35 | 55.86 |
| | 算术平均值 | 89.65 | 79.49 | 92.29 | 80.82 | 92.71 | 72.62 |
| KNN | Grade 0(HCs) | 95.75 | 97.50 | 94.34 | 93.30 | 97.90 | 91.52 |
| | Grade 2/Grade 3 | 81.23 | 85.63 | 78.78 | 69.19 | 90.78 | 62.15 |
| | Grade 4 | 83.69 | 31.43 | 96.39 | 67.90 | 85.26 | 38.46 |
| | 算术平均值 | 86.89 | 71.52 | 89.84 | 76.80 | 91.31 | 64.04 |
| DT | Grade 0(HCs) | 93.18 | 91.25 | 94.75 | 93.35 | 93.06 | 86.20 |
| | Grade 2/Grade 3 | 78.88 | 76.25 | 80.35 | 68.35 | 85.87 | 55.40 |
| | Grade 4 | 82.35 | 46.86 | 90.97 | 55.78 | 87.57 | 40.50 |
| | 算术平均值 | 84.80 | 71.45 | 88.69 | 72.49 | 88.83 | 60.70 |
| RF | Grade 0(HCs) | 96.65 | 95.75 | 97.37 | 96.72 | 96.59 | 93.22 |
| | Grade 2/Grade 3 | 84.92 | 88.44 | 82.96 | 74.28 | 92.80 | 69.20 |
| | Grade 4 | 84.92 | 45.14 | 94.58 | 66.95 | 87.65 | 46.57 |
| | 算术平均值 | 88.83 | 76.44 | 91.64 | 79.31 | 92.35 | 69.66 |
| LR | Grade 0(HCs) | 96.31 | 97.25 | 95.56 | 94.65 | 97.93 | 92.59 |
| | Grade 2/Grade 3 | 83.35 | 72.50 | 89.39 | 79.18 | 85.38 | 63.21 |
| | Grade 4 | 85.25 | 66.86 | 89.72 | 61.26 | 91.76 | 54.77 |
| | 算术平均值 | 88.31 | 78.87 | 91.56 | 78.36 | 91.62 | 70.19 |

表 7-6 采用 10 倍交叉验证方案的 5 种浅层分类器的四分类性能指标

| 分类器 | 分级 | ACC/% | SEN/% | SPF/% | PPV/% | NPV/% | MCC/% |
|---|---|---|---|---|---|---|---|
| SVM | Grade 0(HCs) | 96.20 | 98.25 | 94.55 | 93.57 | 98.53 | 92.45 |
| | Grade 2 | 89.61 | 4.44 | 99.13 | 36.36 | 90.27 | 9.76 |
| | Grade 3 | 79.55 | 71.30 | 82.41 | 58.36 | 89.25 | 50.57 |
| | Grade 4 | 84.80 | 63.43 | 90.00 | 60.66 | 91.01 | 52.54 |
| | 算术平均值 | 87.54 | 59.36 | 91.52 | 62.24 | 92.26 | 51.33 |

续表

| 分类器 | 分级 | ACC/% | SEN/% | SPF/% | PPV/% | NPV/% | MCC/% |
|---|---|---|---|---|---|---|---|
| KNN | Grade 0(HCs) | 91.96 | 99.75 | 85.66 | 84.89 | 99.77 | 85.03 |
| | Grade 2 | 88.16 | 0 | 98.01 | 0 | 89.76 | −4.51 |
| | Grade 3 | 75.75 | 52.61 | 83.76 | 52.84 | 83.63 | 36.42 |
| | Grade 4 | 81.12 | 53.14 | 87.92 | 51.67 | 88.53 | 40.63 |
| | 算术平均值 | 84.25 | 51.38 | 88.84 | 47.35 | 90.42 | 39.39 |
| DT | Grade 0(HCs) | 94.75 | 93.50 | 95.76 | 94.68 | 94.80 | 89.37 |
| | Grade 2 | 93.35 | 22.22 | 90.19 | 20.20 | 91.21 | 11.90 |
| | Grade 3 | 76.65 | 53.78 | 84.66 | 54.67 | 84.03 | 38.42 |
| | Grade 4 | 77.99 | 44.00 | 86.25 | 43.75 | 86.37 | 30.19 |
| | 算术平均值 | 83.18 | 53.30 | 89.21 | 53.33 | 89.10 | 42.47 |
| RF | Grade 0(HCs) | 95.31 | 96.75 | 94.14 | 93.03 | 97.29 | 90.60 |
| | Grade 2 | 87.82 | 0 | 97.64 | 0 | 89.73 | −4.92 |
| | Grade 3 | 75.31 | 68.70 | 77.59 | 51.47 | 87.76 | 42.61 |
| | Grade 4 | 84.13 | 53.14 | 91.67 | 60.78 | 88.95 | 47.21 |
| | 算术平均值 | 85.64 | 54.65 | 90.26 | 51.32 | 90.93 | 43.87 |
| LR | Grade 0(HCs) | 96.87 | 98.00 | 95.96 | 95.15 | 98.34 | 93.72 |
| | Grade 2 | 82.79 | 22.22 | 89.57 | 19.23 | 91.15 | 11.06 |
| | Grade 3 | 81.01 | 55.65 | 89.77 | 65.31 | 85.41 | 48.00 |
| | Grade 4 | 84.36 | 62.29 | 89.77 | 59.56 | 90.73 | 51.14 |
| | 算术平均值 | 86.26 | 59.54 | 91.26 | 59.81 | 91.41 | 50.98 |

在图 7-8 中，接收机工作特征(receiver operating characteristic, ROC)曲线分别说明了 5 种浅层分类器在二分类和多分类中的表现。对于多分类，ROC 曲线显示了真阳性率(敏感性)和假阳性率(特异性)的相关性。ROC 曲线下的面积(AUC)可以用来总结分类性能。在本研究中，我们采用 10 倍交叉验证方案，对每次重复迭代，计算 AUC，并基于平均 AUC 总结分类性能。在二分类场景和多分类场景中，SVM 分类器的 AUC 均优于其他分类器。该例的分类方法整体上取得了良好的结果。

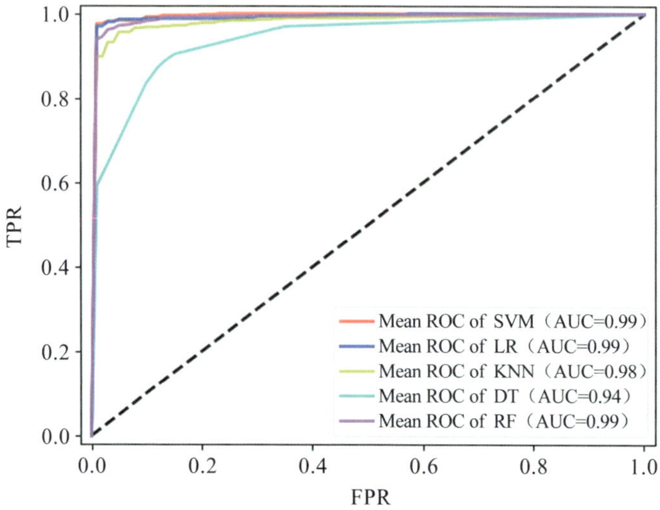
1.0
0.8
0.6
0.4
0.2
0.0
TPR
Mean ROC of SVM（AUC=0.99）
Mean ROC of LR（AUC=0.99）
Mean ROC of KNN（AUC=0.98）
Mean ROC of DT（AUC=0.94）
Mean ROC of RF（AUC=0.99）
0.0
0.2
0.4
0.6
0.8
1.0
FPR

(a)二分类

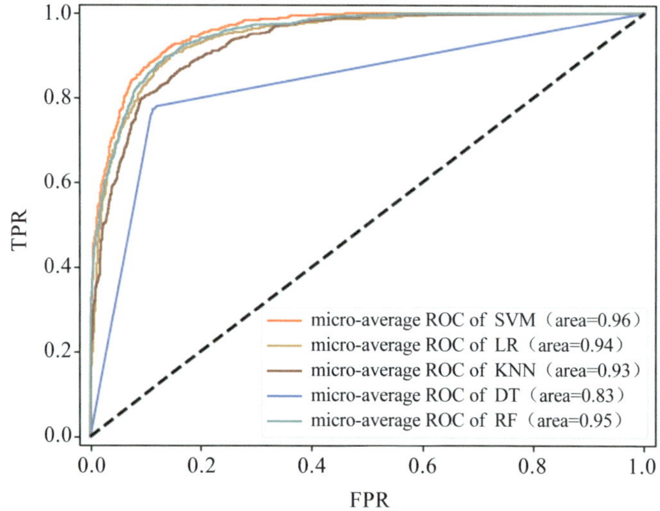
1.0
0.8
0.6
0.4
0.2
0.0
TPR
micro-average ROC of SVM（area=0.96）
micro-average ROC of LR（area=0.94）
micro-average ROC of KNN（area=0.93）
micro-average ROC of DT（area=0.83）
micro-average ROC of RF（area=0.95）
0.0
0.2
0.4
0.6
0.8
1.0
FPR

(b)三分类

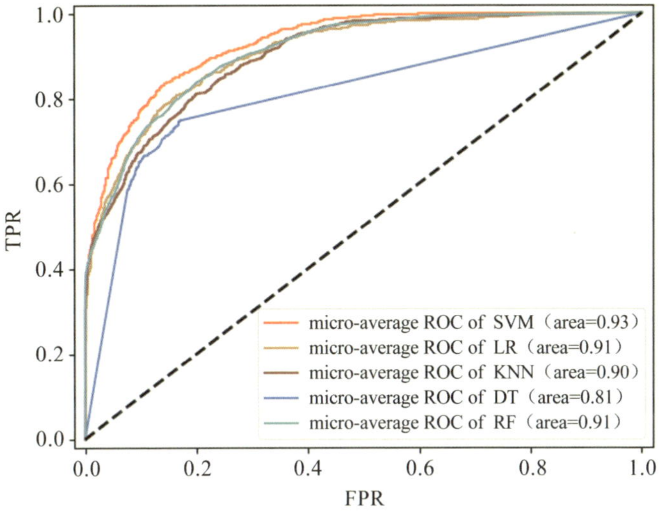


(c)四分类

图 7-8　五种浅层分类器在二元、三元和四级分类任务上的 ROC 曲线

本研究的实验结果表明，步态分析可以基于时空参数和非线性特征自动检测和评估 HOA 的严重程度。该方案除了提供一个全面的机器学习方式鉴别步态协变量外，还提供了一种替代 KL 量表，并实现了自动且客观的 HOA 存在检测和严重程度评级。

## 7.2　基于足踝部角度数据和足底压力数据的负重姿势差异探究方法

### 7.2.1　研究背景

足踝部疾病和损伤将给患者的日常生活和运动功能带来显著挑战。因此，采用精确有效的影像学技术来评估足踝结构显得尤为关键。在当前的医学影像学领域，针对足踝部的检查已经涌现出多种先进的技术手段，为医生提供了更为详尽的诊断信息和治疗指导。其中，X 线检查作为最基础且应用广泛的影像学技术之一，在足踝部疾病的诊断中发挥着不可替代的作用。X 线检查利用低剂量的辐射束穿透人体组织，通过捕捉这些辐射在穿透不同密度组织后的差异来形成影像。这种技术能够清晰地显示骨骼结构，包括骨骼的形态和密度，以及是否存在骨折、脱位等异常情况。

足踝关节作为人体承受体重的关键部位，在承载负荷时，其复杂结构与多功能性需要面对显著的压力与重量的挑战。因此，对足踝关节在负重状态下的全面评估，对于精确诊断足踝疾病、制定针对性治疗方案及有效衡量治疗成效而言，具有举足轻重的价值。通过负重 X 线摄影技术，我们能够评估诸如跟骨倾斜角度、距骨下倾斜角度以及足内外弓角等参数，这些关键参数对于诊断足部骨骼的潜在骨折、畸形及其他异常情况至关重要。

在进行负重 X 线片拍摄时，患者需遵循特定的体位要求：患者需将双脚向前摆放并保持平行对齐，随后抬起非检查侧脚，仅将待检查的脚平稳置于地面，以便进行射线拍摄，这一标准流程如图 7-9 所示。然而，值得注意的是，这一特定体位往往与多数人日常的自然站立习惯不符。由此推测，这种强迫站立姿势可能会对脚部的自然排列方式产生影响，进而可能导致测量结果的偏差。鉴于此，本节研究的核心目的在于通过对比分析一组无症状志愿者在自然站立姿势下与上述强迫站立姿势下的运动学特征和足底压力分布情况，深入探究这两种站立姿势之间的差异。

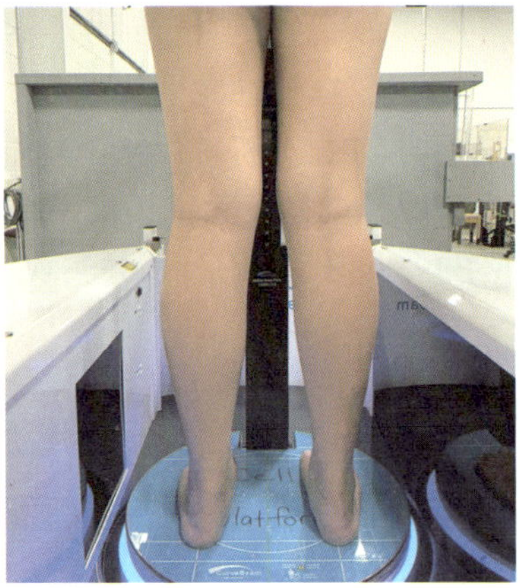

图 7-9 拍摄负重 X 线片站立姿势图

### 7.2.2 实验方法

为确保研究的严谨性和数据的准确性，我们精心筹备了实验前的各项工作。首先，我们从符合条件的受试者中筛选出了 8 名参与者，他们均满足无症状、无既往创伤以及无双下肢手术史的纳入标准。在正式实验开始前，我们要求受试者统一穿着黑色紧身衣，并脱掉鞋袜，以确保标记物的位置完全暴露在相机视野中。接着，我们使用双面胶将反光标记物牢固地粘贴在受试者身上，标记物的位置严格遵循表 7-7 中列出的骨性标记点。最后，我们通过侧视图、正视图和后视图对标记物的位置进行了仔细核对，如图 7-10 所示。这一系列措施旨在最大限度地减少实验误差，保证标记物位置的精确无误，为后续的运动学和足底压力差异分析提供可靠的基础。

这一标准化的标记物安置流程旨在为后续实验中受试者站立姿势变化时的骨骼位置和姿势提供精确测量与追踪。通过确保标记物的精确定位，我们能够捕捉到关键解剖结构的三维坐标信息，这些信息对于深入分析两种站立姿势下（自然站立与强迫站立）受试者的足踝各个关节相对位置的变化过程至关重要。进一步讲，这些精确数据使我们能够探究足踝内部各个骨头之间的相对位置扭动关系，从而更深入地理解站立姿势变化对足踝生物力学特性的影响。这一流程的实施，为揭示站立姿势与足踝功能之间的复杂联系提供了科学依据。

借助精心设计的实验方案与精确的标记物安置方法，我们能够获取高质量且可靠的数据，为研究工作奠定了坚实而准确的基础。这些数据不仅深化了我们对足踝运动机制及负重状态下生物力学特性的理解，还为相关临床领域的实践治疗提供了宝贵的指导与参考。通过细致分析这些数据，我们能够洞察足踝在不同站立姿势下的运动规律，以及这些变化如何影响足踝的功能与健康。

**表 7-7　骨性标记位置**

| 标签 | 描述 | 标签 | 描述 |
|---|---|---|---|
| L_CAL1 | 左足跟后远端 | R_CAL1 | 右足跟后远端 |
| L_CAL2 | 左足跟后近端 | R_CAL2 | 右足跟后近端 |
| L_LMAL | 左外踝 | R_LMAL | 右外踝 |
| L_LCAL | 左跟骨外侧 | R_LCAL | 右跟骨外侧 |
| L_MMAL | 左内踝 | R_MMAL | 右内踝 |
| L_STAL | 左载距突 | R_STAL | 右载距突 |
| L_P5MT | 左第五跖骨基底 | R_P5MT | 右第五跖骨基底 |
| L_D5MT | 左第五跖骨头 | R_D5MT | 右第五跖骨头 |
| L_P1MT | 左第一跖骨基底 | R_P1MT | 右第一跖骨基底 |
| L_D1MT | 左第一跖骨头 | R_D1MT | 右第一跖骨头 |
| L_HLX | 左拇趾基底 | R_HLX | 右拇趾基底 |
| L_TOE | 左第二跖骨头 | R_TOE | 右第二跖骨头 |
| L_SHN1 | 左胫骨前侧下 1/3 | R_SHN1 | 右胫骨前侧下 1/3 |
| L_No2 | 左腓骨外侧下 1/3 | R_No2 | 右腓骨外侧下 1/3 |

续表

| 标签 | 描述 | 标签 | 描述 |
|---|---|---|---|
| L_FME | 左股骨内侧上髁坐标 | R_FME | 右股骨内侧上髁坐标 |
| L_FLE | 左股骨外侧上髁坐标 | R_FLE | 右股骨外侧上髁坐标 |
| L_HFIB | 左腓骨头坐标 | R_HFIB | 右腓骨头坐标 |
| L_TTUB | 左胫骨粗隆坐标 | R_TTUB | 右胫骨粗隆坐标 |
| L_No1 | 左股骨外侧上 1/2 | R_No1 | 右股骨外侧上 1/2 |
| L_ASI | 左髂前上棘 | R_ASI | 右髂前上棘 |
| L_PSI | 左髂后上棘 | R_PSI | 右髂后上棘 |
| SACR | 位于两个髂后上棘中间的皮肤上 | | |

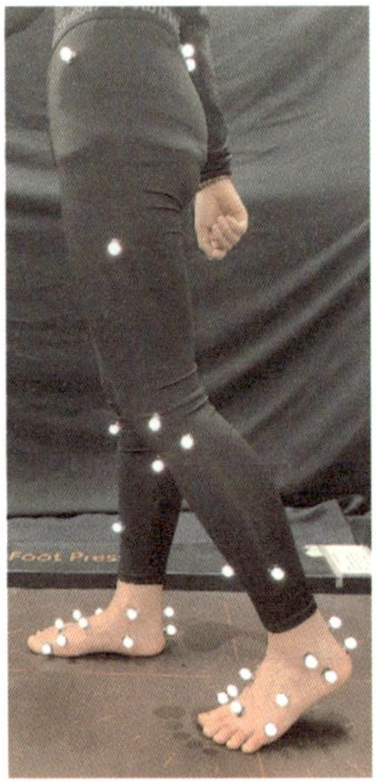

(a)侧视图

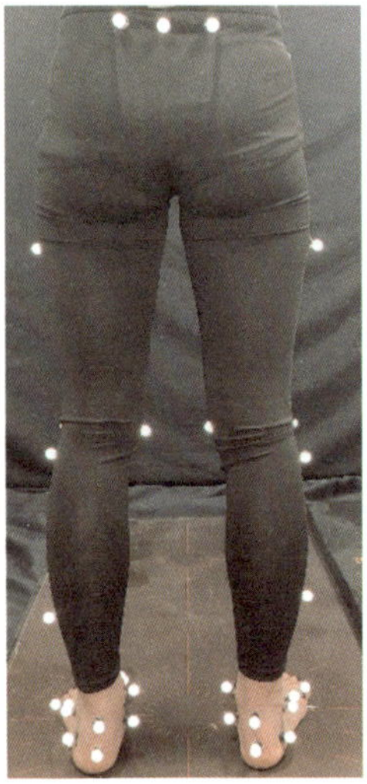

(b)正视图

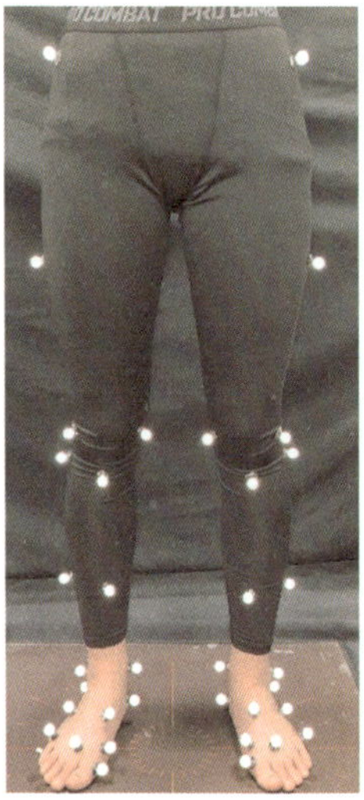

(c)后视图

图 7-10　标记物安放的侧视图、正视图和后视图[46]

为进行本研究,实验室场地按照本书 3.2 节中的描述进行设置。我们使用了一套八摄像头的 OptiTrack 光学运动捕捉系统收集受试者的运动学数据,以反映踝关节、距下关节和中踝关节排列的变化。以下是实验的具体步骤:

在实验开始之前,每位受试者被要求处于放松状态,并采取自身相对舒适和自然的姿势进行站立,作为自然站立姿势。这个姿势要求受试者保持身体放松,不强迫任何特定的站立方式。每个人的身体结构和习惯姿势都有所不同,因此我们鼓励受试者选择他们认为最舒适的姿势，包括脚趾向内或向外，或者双脚平行。

这种自然站立姿势的选择是为了确保受试者在实验过程中感到舒适，并能够以最自然的方式站立。本工作希望通过这种姿势设置更好地反映受试者的个体特征和生理习惯，减少潜在的干预因素，确保获得更加准确和可靠的研究结果。

在选择自然站立姿势后，标记受试者的站立位置，以确保在后续实验中受试者能够保持相似的站立位置，如图 7-11 所示。这样做可以减少因站立位置变化而引起的误差，并使得我们能够更好地比较不同姿势下的数据和结果。

接下来，受试者被要求转换为强迫站立姿势。在这种姿势下，受试者的双脚保持平行，面向前方，并且需要保持脚跟在相同位置。同样地，在地面上绘制出足印，以确保每次站立时足印位置大致相同。每个受试者在自然站立姿势和强迫站立姿势之间进行三次切换。

在整个实验过程中，八摄像头的 OptiTrack 系统捕捉反光标记物的三维位置并记录受试者的姿势。这些数据被用来分析和比较自然站立姿势和强迫站立姿势之间的差异，特别是关于踝关节、距下关节和中踝关节排列的变化。

通过这种实验设计，本工作旨在深入研究自然站立姿势和强迫站立姿势对于脚部排列方式的影响。这将有助于增进我们对负重 X 线片拍摄中姿势选择的理解，并为临床应用和解释提供更准确的指导。此外，OptiTrack 光学运动捕捉系统的使用将提供高精度和可靠的数据，以支持我们的研究分析和结论的可靠性。

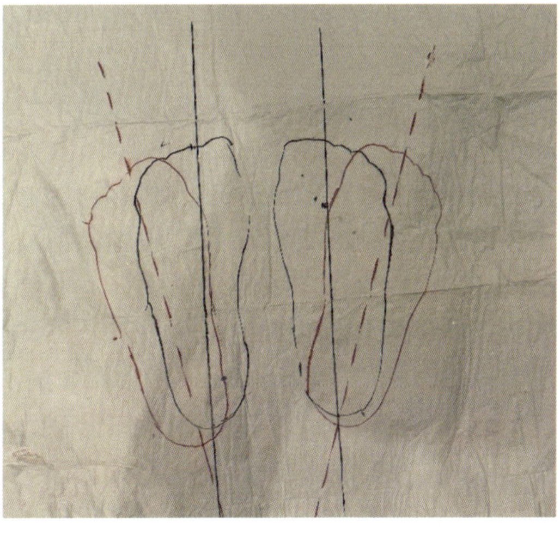

图 7-11　受试者站立位置标记

在采集过受试者的骨骼位置和姿势后，我们还需要评估自然站立姿势和强迫站立姿势下足底压力的分布情况。本节使用的是合肥海讯医疗科技有限公司生产的 Hiscan 生物力学设备中的足底压力步态与平衡系统（下文统一称为测力垫），仪器为平板式测量系统。

在实验开始前，将测力垫放置在平坦的地面上。首先，让受试者以自然站立姿势站在测力垫上，并保持静止一段时间。与之前描述的实验类似，我们需要标记受试者的站立位置，以确保后续测量的准确性。待受试者站稳后，我们进行足底压力测量，以获取受试者在自然站立姿势下的足底压力信息。随后，研究人员指示受试者转换为强迫站立姿势，并要求他们在保持脚跟位置不变的前提下，维持该姿势一段时间。由于这种姿势相较于自然站立可能带来一定的不稳定性，受试者可能需要额外调动平衡能力以保持稳定。为确保实验的精确性，研究人员同样标记了受试者在强迫站立姿势下的站立位置，便于后续的数据测量与分析。一旦受试者成功稳定于强迫站立姿势，立即进行足底压力测量，详细记录该姿势下的足底压力分布情况。为了获取更全面的数据，研究者要求每位受试者在自然站立姿势与强迫站立姿势之间切换三次，每次切换均重复上述测量流程，以确保数据的可靠性与代表性。

在整个测量流程中，确保受试者身体姿势的稳定性非常重要。任何微小的身体前倾、后仰或晃动都可能对测量结果产生不利影响，导致数据偏差。为了维护数据的精确性，我们在实验正式开始之前，特别强调了身体直立与稳定的重要性，并向受试者提供了详尽的指导与说明。研究者提醒受试者尽量维持身体的自然直立状态，避免任何不必要的动作或姿势调整，从而最大限度地减少因身体晃动而引入的误差。

### 7.2.3 实验结果分析

将光学运动捕捉系统采集到的反光标记物三维位置坐标导出后，为了计算自然站立姿势和强迫站立姿势下足踝部骨骼的位置以及关节角等参数的变化情况，我们选取其中部分具有代表性的点与内外踝连线之间的距离以及两点确定的直线与另外两点确定的直线之间的夹角进行计算。反光标记物三维位置坐标是一个时序信号，为减少误差，我们选择三秒内数据，取其平均值作为该点的实际位置。其中，距离计算公式如下所示，假设点的坐标为 $P(x,y,z)$，内踝、外踝坐标分别为 $A(x_1,y_1,z_1)$、$B(x_2,y_2,z_2)$，则：

$$\text{distance}=|(\overrightarrow{AB}\times\overrightarrow{AP})|/\|\overrightarrow{AB}\|$$

其中，$\times$ 表示向量叉乘，$\|\ \|$ 是求向量的模。

角度计算公式如下，假设 $P_1(x_1,y_1,z_1)$、$P_2(x_2,y_2,z_2)$ 在同一条直线上，

$P_3(x_3,y_3,z_3)$、$P_4(x_4,y_4,z_4)$在同一条直线上，首先计算两直线的方向向量：

$$\boldsymbol{a}=P_1-P_2,\quad \boldsymbol{b}=P_3-P_4$$

$$\text{angle}=\arccos(((\boldsymbol{a}\cdot\boldsymbol{b})/(\|\boldsymbol{a}\|\ \|\boldsymbol{b}\|)))$$

其中，·是求向量内积，‖ ‖是求向量的模。

我们选择计算的距离分别为点 CAL1、CAL2、STAL、LCAL、HLX、D1MT、P1MT、TOE、D5MT、P5MT 到内外踝连线的距离，其中左右脚都是同样的计算方式，可以得到 20 个特征。我们选择的连线分别为 CAL2-CAL1、MMAL-STAL、LMAL-LCAL、LMAL-MMAL、P5MT-LCAL、D1MT-P1MT、D5MT-P5MT。分别取这 7 条连线中的任意两条，计算它们之间的夹角，其中左右脚都是同样的计算方式，可以得到 42 个特征。

足底由多个解剖结构组成，包括骨骼、关节、肌肉和软组织。在处理足底压力数据时，通常需要对其进行分区处理。通过对足底进行分区，可以了解不同区域承担的压力和负荷，进一步了解足底各个部位的功能表现和负荷承受能力。根据人体生理结构，本节将足底压力划分为 10 个区域，划分情况大致如图 7-12 所示。

分别计算每个区域的压力峰值、平均值以及区域压力总和，双脚各 10 个区域，共得到 60 个参数。

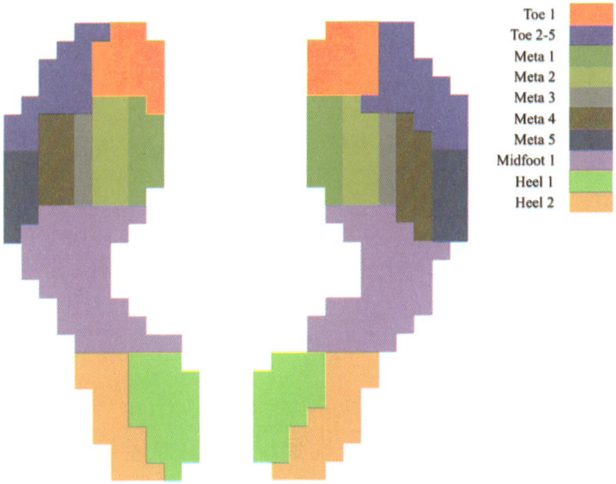


图 7-12 足底压力十分区

使用配对 $t$ 检验比较两种站立姿势之间参数的相关性，统计学显著性水平设置为 $P<0.05$。部分检验结果如表 7-8 所示。

在 21 个运动学角度参数中，有 5 个具有统计学意义($P<0.05$)，反映了当受试者从自然站立姿势转换为强迫站立姿势时，踝关节、距下关节和中踝关节

相对位置的内旋变化。此外，足底压力数据发生了显著变化。从自然站立姿势到强迫站立姿势，拇趾下方增加 0.15 $N/cm^2$，第二跖骨处减少 0.43 $N/cm^2$，第五跖骨处增加 8.5 $N/cm^2$。这些变化和我们在另一项研究中的发现相一致，该研究调查了负重 X 线片上位置之间的对齐变化。

由于患者在临床和放射学评估中的站姿会影响这些评估的结果，因此自然站立姿势和强迫站立姿势之间，足底压力和关节位置的差异对足部和踝关节状况的临床评估具有重要意义。

**表 7-8 配对 $t$ 检验结果**

| 角度(度) | | 平均值 | 标准差 | $T$ 值 | $P$ 值 |
|---|---|---|---|---|---|
| CAL1-CAL2 VS LCAL-P5MT | 自然站立姿势 | 16.7608 | 6.93702 | 2.574 | 0.037 |
| | 强迫站立姿势 | 13.1432 | 6.83766 | | |
| MMAL-STAL VS LCAL-P5MT | 自然站立姿势 | 86.004 | 6.05061 | −2.423 | 0.046 |
| | 强迫站立姿势 | 87.4531 | 6.07144 | | |
| MMAL-LMAL VS D5MT-P5MT | 自然站立姿势 | 95.1657 | 5.37784 | −2.861 | 0.024 |
| | 强迫站立姿势 | 96.255 | 5.93185 | | |
| MMAL-LMAL VS LCAL-P5MT | 自然站立姿势 | 93.3803 | 6.59378 | −2.554 | 0.038 |
| | 强迫站立姿势 | 95.937 | 4.47656 | | |
| MMAL-LMAL VS CAL1-CAL2 | 自然站立姿势 | 77.9497 | 6.57317 | −3.328 | 0.006 |
| | 强迫站立姿势 | 79.2654 | 6.03219 | | |

## 7.3 基于确定学习和步态分析的脊髓型颈椎病辅助诊断

### 7.3.1 研究背景

颈椎病是颈椎骨关节炎、增生性颈椎炎、颈神经根综合征、颈椎间盘脱出症的总称[47]。颈椎病有很多类型，包括神经根型颈椎病、脊髓型颈椎病(cervical spondylotic myelopathy, CSM)、椎动脉型颈椎病、交感型颈椎病及混合型颈椎病[48]，其中影响患者行走的主要是 CSM。CSM 是一种颈椎椎间盘和关节退行性疾病，多发于 50 岁以上的人群[49]。尽管 CSM 的确切流行率尚未完全明确，但它仍被认为是成人群体中脊髓功能障碍的主要原因[50]。

近年来，众多临床研究者已明确证实，步态障碍是 CSM 最为显著的临床表现之一[51]。相较于HCs,一些肌肉骨骼与神经疾病患者在疾病初期即展现出步态模式的明显变化[52~54]。对CSM患者的特定步态改变进行深入分析与量化,不仅能够为区分正常步态与病理步态提供明确的判别标准,还能够提取出特定的步态特征参数,这些参数对于评估步态障碍的严重程度及术后康复进展具有重要意义[55]。尽管改良日本骨科协会(modified Japanese orthopedic association,mJOA)评分、Nurick量表等主观评分系统已被广泛应用于患者的运动功能评估,以促进诊断的精确性[56],但这些方法的准确性高度依赖于临床医生的医学专业知识与临床经验,因此不可避免带有一定的主观性,且易产生误差。鉴于此,临床上对于CSM的诊断工作迫切需要一种更为客观、精确的检测手段,以期提升诊断的可靠性与准确性。

与此同时,确定学习理论[57]成为探索动态环境下知识获取与动态模式识别的新途径,并且在步态识别和骨科疾病诊断领域取得了广泛应用。确定学习理论可对步态动力学进行局部精确建模和识别,结合步态分析可实现对颈椎病的辅助诊断,从而指导颈椎病的后续治疗。因此,步态分析和确定学习理论的应用,对解决CSM诊断困难的问题具有重大意义。

本部分通过确定学习方法来检测CSM。按照统一的纳入和排除标准,从齐鲁医院连续招募了45名CSM患者和与患者年龄匹配的45名HCs来采集其步态信息。纳入标准如下:①根据临床表现和放射学方法诊断疑似为CSM患者;②无既往颈椎手术史;③在没有他人帮助的情况下,有至少活动20 m的能力。排除标准如下:①在没有辅助设备的情况下不能独立行走的患者;②同时存在神经系统疾病或神经系统疾病史并有持续症状的患者;③参与者有影响步态的症状性肌肉骨骼问题。

90名受试者的人口统计学信息如表7-9所示。本研究使用第3章介绍的OptiTrack光学运动捕捉系统采集了90名受试者的步态信息,并利用Visual3D软件提取了每位受试者下肢左右踝关节、膝关节、髋关节共6个关节的运动特征,包括角度、角速度、角加速度、力、力矩、功率,共计36个特征。每个关节特征的变化被分解成$x$、$y$、$z$三个方向,分别对应人体的矢状面、冠状面和水平面,共计108组特征参数的时间序列数据。此后,本研究对下肢运动学数据进行了Kolmogorov-Smirnov检验,统计结果显示,下肢运动学和动力学特征呈正态分布。因此,本研究使用SPSS软件进行独立$t$检验来确定CSM患者和HCs步态特征之间的差异,以$P<0.05$的水平表示差异有统计学意义。CSM患者和HCs的部分步态参数差异统计分析结果如表7-10所示。

表 7-9 参与者的人口统计信息

| 特征 | CSM 患者(45 例) | HCs(45 例) | $P$ 值 |
|---|---|---|---|
| 年龄/岁(mean±std) | 51.60±10.21 | 50.76±14.69 | 0.75 |
| 身高/cm(mean±std) | 169.27±7.74 | 166.82±7.00 | 0.12 |
| 体重/kg(mean±std) | 71.22±11.65 | 66.61±10.89 | 0.06 |
| BMI/(kg/m$^2$)(mean±std) | 24.76±2.95 | 23.98±3.95 | 0.29 |
| 性别(男/女) | 34/11 | 28/17 | N/A |

表 7-10 CSM 患者和 HCs 的步态参数差异

| 步态参数 | HCs(mean±SD) | CSM(mean±SD) | $P$ 值 |
|---|---|---|---|
| $\theta^{\text{hip}^{\text{sag}}}$:髋关节在矢状面内的角度 | −3.52±4.64 | −0.70±5.19 | $P<0.05$ |
| $\theta^{\text{hip}^{\text{cor}}}$:髋关节在冠状面内的角度 | −14.18±7.65 | 0.11±16.12 | $P<0.05$ |
| $\theta^{\text{hip}^{\text{sag}}}$:髋关节在水平面内的角度 | 4.50±7.93 | −1.46±10.63 | $P<0.05$ |
| $\theta^{\text{knee}^{\text{sag}}}$:膝关节在矢状面内的角度 | 3.69±5.28 | 1.42±5.35 | $P<0.05$ |
| $\theta^{\text{knee}^{\text{cor}}}$:膝关节在冠状面内的角度 | 25.55±7.06 | 21.91±4.86 | $P<0.05$ |
| $\theta^{\text{knee}^{\text{tra}}}$:膝关节在水平面内的角度 | 6.66±7.07 | 9.50±10.41 | $P<0.05$ |
| $\theta^{\text{ankle}^{\text{sag}}}$:踝关节在矢状面内的角度 | −22.80±5.26 | −21.87±5.80 | $P>0.05$ |
| $\theta^{\text{ankle}^{\text{cor}}}$:踝关节在冠状面内的角度 | 6.29±4.47 | 5.85±3.75 | $P>0.05$ |
| $\theta^{\text{ankle}^{\text{tra}}}$:踝关节在水平面内的角度 | 3.24±5.84 | 3.95±5.71 | $P>0.05$ |

本部分结合统计分析和临床医生的实证调查,选择受试者下肢一侧的四种关节角度 $\theta=[\theta^{\text{hip}^{\text{sag}}},\theta^{\text{knee}^{\text{sag}}},\theta^{\text{hip}^{\text{cor}}},\theta^{\text{knee}^{\text{cor}}}]^{\text{T}}$,即髋关节和膝关节在矢状面和冠状面内的角度作为四维步态特征,它们代表了下肢运动过程中最显著的变异,更适合于检测 CSM 患者和 HCs 之间细微的步态动力学差异。比较结果如图7-13所示。

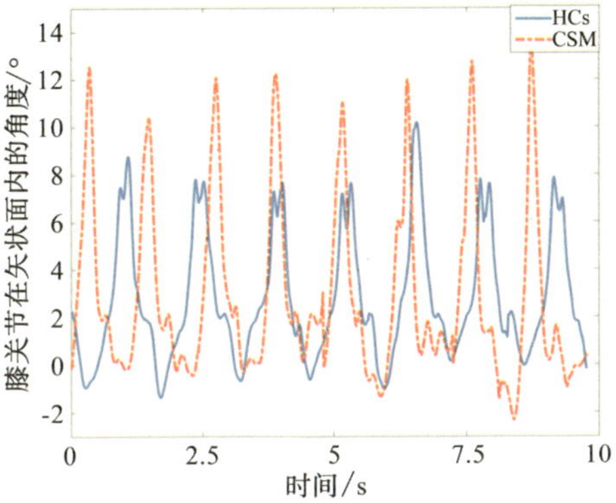


(a)膝关节在矢状面内的角度

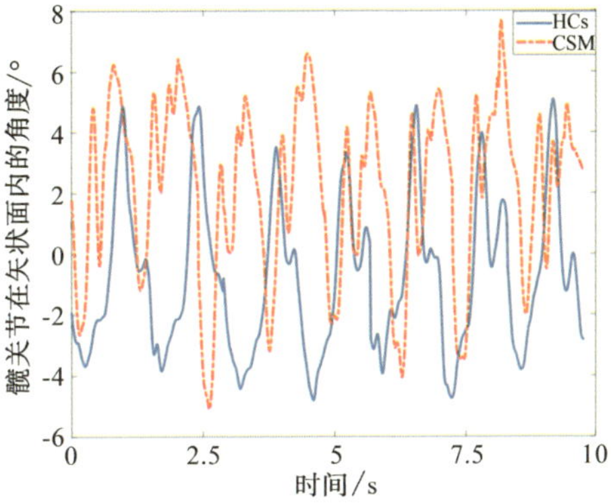


(b)髋关节在矢状面内的角度

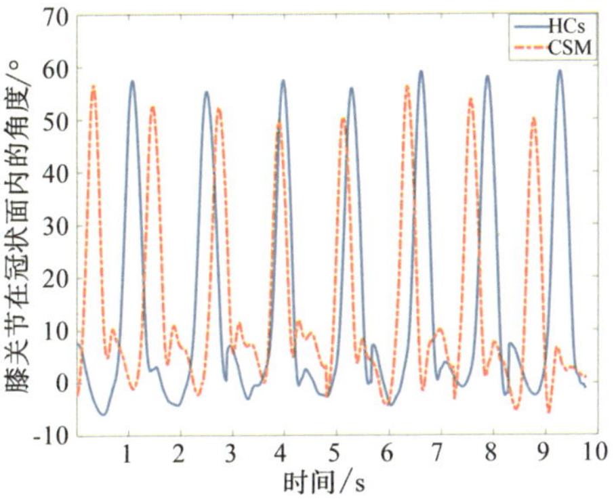


(c)膝关节在冠状面内的角度

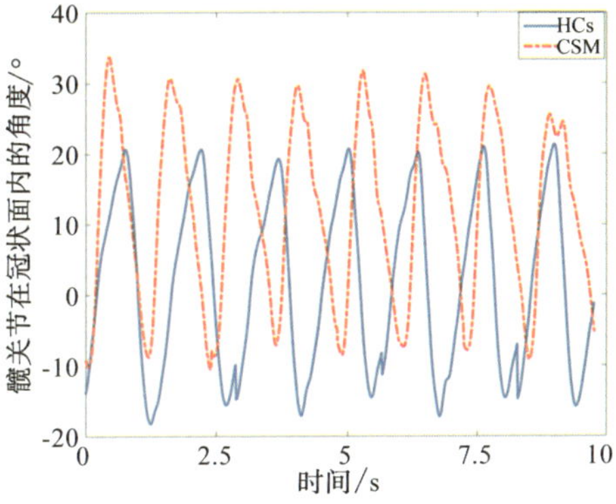


(d)髋关节在冠状面内的角度

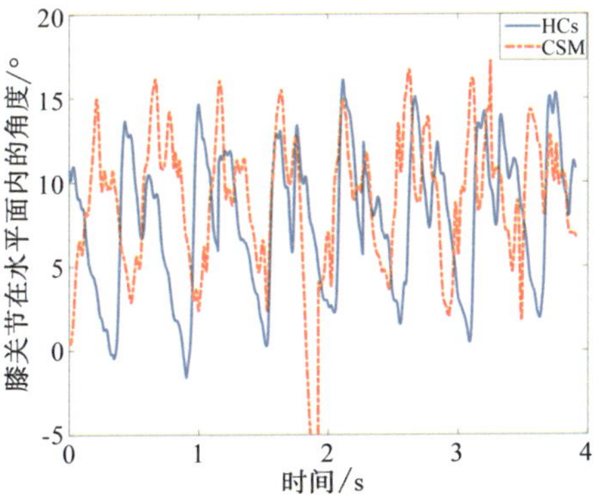


(e)膝关节在水平面内的角度

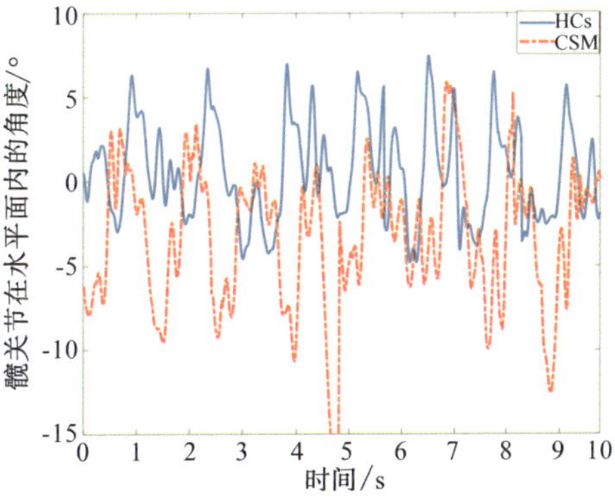


(f)髋关节在水平面内的角度

图 7-13　来自 HCs 和 CSM 患者的矢状面和冠状面关节角度

$\theta=[\theta^{\text{hip}^{\text{sag}}},\theta^{\text{knee}^{\text{sag}}},\theta^{\text{hip}^{\text{cor}}},\theta^{\text{knee}^{\text{cor}}},\theta^{\text{hip}^{\text{tra}}},\theta^{\text{knee}^{\text{tra}}}]^{\mathrm{T}}$ 样本的比较[61]

### 7.3.2 数据归一化

在上一节中,本部分选择髋关节和膝关节在矢状面和冠状面的角度作为四维步态特征,但以上四维步态特征值范围差异过大,将影响 RBF 神经网络中神经元的布置,进而影响确定学习模型的收敛速度和学习效果。因此,在进行 RBF 神经网络训练前,需对上述四维步态特征进行数据归一化处理。因角度具有正负方向,本部分选择 Min-Max 归一化方法,将特征值归一化到[−1,1]范围内,其定义式为:

$$X_{\mathrm{norm}}=\frac{2(X-X_{\min})}{X_{\max}-X_{\min}}-1 \tag{7-10}$$

其中,$X_{\mathrm{norm}}$和 $X$ 分别表示特征归一化处理后和特征归一化处理前的特征值,$X_{\max}$和 $X_{\min}$分别表示特征归一化处理前特征向量的最大值和最小值。

### 7.3.3 基于选定特征的确定学习建模机制

考虑以下形式的一般非线性步态系统动力学:

$$\dot{x}=F(x;p)+v(x;p) \tag{7-11}$$

其中,$x=[x_1,x_2,\cdots,x_n]^{\mathrm{T}}\in\mathbf{R}^n$ 是代表特征 $[\theta^{\mathrm{hip^{sag}}},\theta^{\mathrm{knee^{sag}}},\theta^{\mathrm{hip^{cor}}},\theta^{\mathrm{knee^{cor}}}]^{\mathrm{T}}$ 的系统状态,$n$ 表示系统状态数,$p$ 是系统参数的常数向量,$F(x;p)=[f_1(x;p),\cdots,f_n(x;p)]^{\mathrm{T}}$ 是一个平滑且未知的非线性向量,表示步态系统的动力学,$v(x;p)$是建模的不确定性。由于建模的不确定性,$v(x;p)$和步态系统动力学 $F(x;p)$不能相互解耦,因此,本部分将这两项视为一个不可分割的项$\varphi(x;p)=F(x;p)+v(x;p)$,并将 $\varphi(x;p)$定义为一般步态系统动力学。然后,采取以下步骤,通过确定学习理论对步态系统动力学进行建模和推导。

在第一步中,标准 RBF 神经网络的构造形式如下:

$$f_{nn}(Z)=\sum_{i=1}^{N}w_i s_i(Z)=W^{\mathrm{T}}S(Z) \tag{7-12}$$

其中,$Z$ 是输入向量,$W=[w_1,w_2,\cdots,w_N]^{\mathrm{T}}\in\mathbf{R}^N$ 是权值向量,$N$ 是神经网络的节点数,$S(Z)=[s_1(\|Z-\mu_1\|),\cdots,s_N(\|Z-\mu_N\|)$,$s_i(\|Z-\mu_i\|)=\exp\left[\frac{-(Z-\mu_i)^T(Z-\mu_i)}{\eta_i^2}\right]$是高斯函数,$\mu_i(i=1,2,\cdots,N)$是状态空间中的不同点,$\eta_i$ 是感受野的宽度。

在第二步中,以下动态 RBF 神经网络用于建模和推导步态系统动力学 $\varphi(x;p)=[\varphi_1(x;p),\cdots,\varphi_n(x;p)]^{\mathrm{T}}$:

$$\dot{\hat{x}}=-A(\hat{x}-x)+\hat{W}^{\mathrm{T}}S(x) \tag{7-13}$$

其中，$\hat{x}=[\hat{x}_1,\hat{x}_2,\cdots,\hat{x}_n]$ 是动态 RBF 神经网络的状态向量，$\boldsymbol{A}=\text{diag}[a_1,a_2,\cdots,a_n]$是一个对角矩阵，$a_i$ 是设计常数且 $a_i>0$，局部 RBF 神经网络$\hat{W}^{\mathrm{T}}S(x)=[\hat{W}_1^{\mathrm{T}}S_1(x),\cdots,\hat{W}_n^{\mathrm{T}}S_n(x)]$用于逼近未知的 $\varphi(x;p)$。

以下定律用于更新神经权重：

$$\dot{\hat{W}}_i=\dot{\tilde{W}}_i=-\Gamma_i S_i(x)\tilde{x}_i-\sigma_i\Gamma_i\hat{W}_i,\quad i=1,2,\cdots,n \tag{7-14}$$

其中，$\tilde{x}_i=\hat{x}_i-x_i$，$\tilde{W}_i=\hat{W}_i-W_i^*$，$W_i^*$ 是使得 $\varphi_i(x;p)=W_i^{*\mathrm{T}}S_i(x)+\epsilon_i(x)$的理想常值权值，$\epsilon_i(x)<\epsilon^*$ 表示神经网络的逼近误差，$\Gamma_i=\Gamma_i^T>0$，$\sigma_i>0$ 是很小的值。

状态估计误差 $\tilde{x}_i$ 的导数满足：

$$\dot{\tilde{x}}_i=-a_i\tilde{x}_i+\hat{W}_i^{\mathrm{T}}S_i(x)-\varphi_i(x;p)=-a_i\tilde{x}_i+\tilde{W}_i^{\mathrm{T}}S_i(x)-\epsilon_i \tag{7-15}$$

在第三步中，利用 RBF 神经网络的局部逼近性质，在区域 $\Omega_\zeta$ 内由动力学模型和神经网络权值更新率组成的整个系统可以概括为以下形式：

$$\begin{bmatrix}\dot{\tilde{x}}_i\\ \dot{\tilde{W}}_{\zeta i}\end{bmatrix}=\begin{bmatrix}-a_i & S_{\zeta i}(x)^{\mathrm{T}}\\ -\Gamma_{\zeta i}S_{\zeta i}(x) & 0\end{bmatrix}\begin{bmatrix}\tilde{x}_i\\ \tilde{W}_{\zeta i}\end{bmatrix}+\begin{bmatrix}-\epsilon_{\zeta i}\\ -\sigma_i\Gamma_{\zeta i}\hat{W}_{\zeta i}\end{bmatrix} \tag{7-16}$$

$$\dot{\hat{W}}_{\bar{\zeta}i}=\dot{\tilde{W}}_{\bar{\zeta}i}=-\Gamma_{\bar{\zeta}i}S_{\bar{\zeta}i}(x)\tilde{x}_i-\sigma_i\Gamma_{\bar{\zeta}i}\hat{W}_{\bar{\zeta}i} \tag{7-17}$$

其中，$\epsilon_{\zeta_i}=\epsilon_i-\tilde{W}_{\bar{\zeta}i}^{\mathrm{T}}S_{\bar{\zeta}}(x)$。下标$(\cdot)_\zeta$ 和$(\cdot)_{\bar{\zeta}}$ 分别表示接近和远离轨迹 $\varphi_\zeta(x_0)$的区域。靠近轨迹的区域定义为 $\Omega_\zeta:=\{Z\,|\,\text{dist}(Z,\varphi_\zeta)\leqslant d_\iota\}$，其中 $Z=x$，$d_\iota>0$ 是一个常数且满足 $s(d_\iota)>\iota$，$s(\cdot)$是网络中使用的径向基函数，$\iota$ 是一个小的正常数。相关的子向量分别为 $S_{\zeta i}(x)=[s_{j1}(x),\cdots,s_{j\zeta}(x)]^{\mathrm{T}}\in\mathbf{R}^{N\zeta}$，神经元集中在靠近轨迹的局部区域 $\Omega_\zeta$ 内，并且 $W_\zeta^*=[w_{j1}^*,\cdots,w_{j\zeta}^*]^{\mathrm{T}}\in\mathbf{R}^{N\zeta}$ 是对应的权重子向量且 $N_\zeta<N$。对于局域化的 RBF 神经网络而言，$|\tilde{W}_{\bar{\zeta}i}^{\mathrm{T}}S_{\zeta\bar{i}}(x)|$很小，$\epsilon_{\zeta_i}=0(\epsilon_i)$。

通过收敛性的结果，根据公式(7-18)，可以得到一个常数神经网络权值：

$$\overline{W}_i=\text{mean}_{t\in[t_a,t_b]}\hat{W}_i(t) \tag{7-18}$$

其中，$t_b>t_a>0$ 表示瞬态过程之后的一个时间段。因此，利用 $\overline{W}_i^{\mathrm{T}}S_i(x)$可以沿轨迹 $\varphi_\zeta(x_0)$精确识别函数 $\varphi_i(x;p)$：

$$\varphi_i(x;p)=\overline{W}_i^{\mathrm{T}}S_i(x)+\epsilon_{i2} \tag{7-19}$$

其中，$\epsilon_{i2}=0(\epsilon_{i1})$，从而得到 $\epsilon_{i2}=0(\epsilon^*)$。

沿轨迹 $\varphi_\zeta$ 对步态系统动态 $f_i(x;p)$的局部精确识别可以满足误差级 $\epsilon^*$。时变的步态动态模式可由系统动态的局部神经网络逼近时不变表示。本部分选取沿髋关节在矢状面内的角度、膝关节在矢状面内的角度、髋关节在冠状面内的角度以及膝关节在冠状面内的角度的相空间轨迹的步态系统动力学作为步态标签，用于后续 CSM 诊断。

### 7.3.4 分类机制

本部分提出了一个方案来区分 HCs 和 CSM 患者的步态模式，如图 7-14 所示。考虑一个由步态系统模式 $\varphi_\zeta^k(k=1,2,\cdots,M)$ 组成的训练数据集，第 $k$ 个训练模式 $\varphi_\zeta^k$ 由公式(7-20)产生：

$$\dot{x}=F^k(x;p^k)+v^k(x;p^k),\quad x(t_0)=x_{\zeta 0} \tag{7-20}$$

其中，$F^k(x;p^k)$为步态系统动力学，$v^k(x;p^k)$为建模不确定性，$p^k$ 为系统参数向量。

一般的步态系统动力学 $\varphi^k(x;p^k):=F^k(x;p^k)+v^k(x;p^k)$可以在常数 RBF 神经网络 $\overline{W}^{k\mathrm{T}}S(x)$中准确地产生和保存，利用在训练阶段获得的学习知识，构造 $M$ 个训练步态系统模式的动态估计器，如公式(7-21)所示：

$$\dot{\bar{\chi}}^k=-B(\bar{\chi}^k-x)+\overline{W}^{k\mathrm{T}}S(x) \tag{7-21}$$

其中，$k=1,2,\cdots,M$ 代表第 $k$ 个估计器，$\bar{\chi}^k=[\bar{\chi}_1^k,\bar{\chi}_2^k,\cdots,\bar{\chi}_n^k]^\mathrm{T}$ 是估计器的状态，$\boldsymbol{B}=\mathrm{diag}\,[b_1,b_2,\cdots,b_n]$是对所有估计器保持不变的对角矩阵，$x$ 是由式(7-3)生成的输入测试步态系统模式的状态。

在分类阶段，将由步态系统产生的测试步态系统模式(代表 HCs 或 CSM 患者的步态模式)与 $M$ 组估计器进行比较，得到以下测试误差系统：

$$\dot{\tilde{\chi}}_i^k=-b_i\tilde{\chi}_i^k+\overline{W}_i^{k\mathrm{T}}S_i(x)-\varphi_i(x;p),\quad i=1,2,\cdots,n,\quad k=1,2,\cdots,M \tag{7-22}$$

其中，$\tilde{\chi}_i^k=\bar{\chi}_i^k-x_i$ 是状态估计误差。

误差 $\tilde{\chi}_i^k(t)$的平均 $L_1$ 范数为：

$$\|\tilde{\chi}_i^k(t)\|_1=\frac{1}{T_c}\int_{t-\mathrm{T_c}}^{t}|\tilde{\chi}_i^k(\tau)|\mathrm{d}\tau,\quad t\geqslant T_c \tag{7-23}$$

其中，$T_c$ 为步态周期。

对 HCs 和 CSM 患者步态模式分类的基本思想是，如果一个测试的步态系统模式与训练后的步态系统模式$\varrho(\varrho\in\{1,2,\cdots,k\})$相似，嵌入在匹配估计器$\varrho$中的常值 RBF 网络 $\overline{W}_i^{\varrho\mathrm{T}}S_i(x)$能够快速回忆起学过的知识，并提供对步态系统的准确逼近。此时，相应的误差 $\|\tilde{\chi}_i^\varrho(t)\|_1$ 将成为所有误差 $\|\tilde{\chi}_i^k(t)\|_1$ 中最小的误差。基于最小误差原理，可以对出现的测试步态系统模式进行分类。

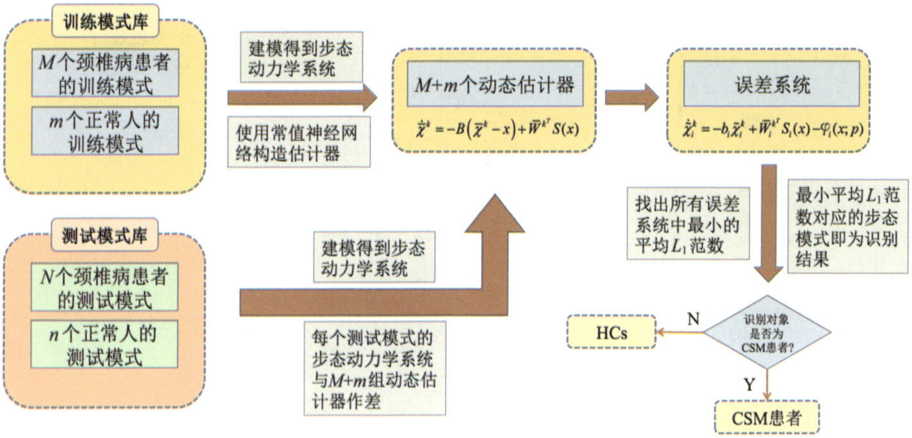


图 7-14　步态模式分类方案[61]

## 7.3.5　实验结果分析

在行走过程中，HCs 和 CSM 患者具有不同的步态动力学特性，确定学习利用 RBF 神经网络来逼近由输入信号 $\theta = [\theta^{\text{hip}^{\text{sag}}}, \theta^{\text{knee}^{\text{sag}}}, \theta^{\text{hip}^{\text{cor}}}, \theta^{\text{knee}^{\text{cor}}}]^{\mathrm{T}}$ 构成的步态动力学函数。因此，基于步态动力学的步态标签来进行步态识别是有效的。为了更直观地表述所学的动力学特性，本书构建由髋关节在矢状面内的角度、膝关节在矢状面内的角度、髋关节在冠状面内的角度以及膝关节在冠状面内的角度所构成的相空间图，便于了解输入信号的变化趋势和耦合关系。但本书选取了四维特征作为输入信号，多维度系统的相空间图无法完全通过作图展示。因此，一般画出相空间图在低维空间(本书选择三维空间)中的映射。图 7-15展示了某 CSM 患者与 HCs 髋关节在矢状面内的角度、膝关节在矢状面内的角度、髋关节在冠状面内的角度共三个维度的相轨迹。由图 7-15可见，CSM 患者与 HCs 的步态动力学存在差异，且 HCs 的步态更杂乱。研究表明，骨科疾病容易引起肌肉僵直，导致步态更显周期性和僵化特性，降低步态系统的非线性复杂度[17]。当获取到 HCs 和 CSM 患者行走的步态动力学知识后，HCs 和 CSM 患者的运动差异就能展现出来。

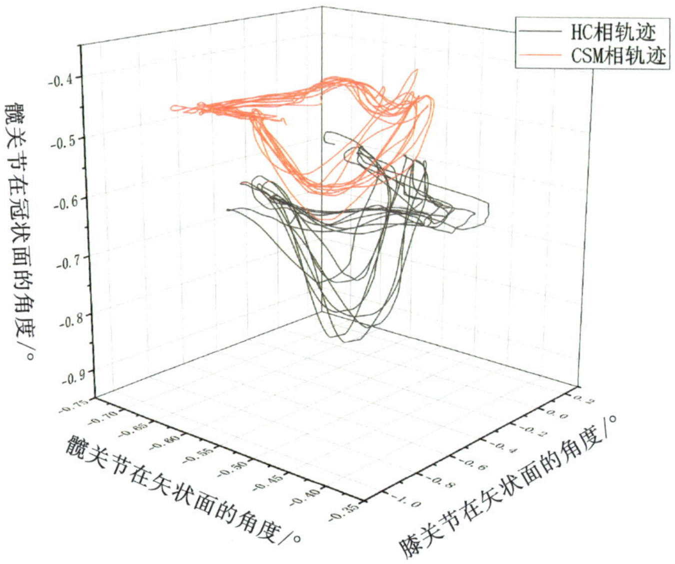


图 7-15 某 CSM 患者与某 HCs 的矢状面的 $\theta^{\mathrm{hipsag}}-\theta^{\mathrm{kneesag}}-\theta^{\mathrm{hipcor}}$ 相空间轨迹[61]

实验是在具有 64 GB 内存的英特尔酷睿 i7 6700K 3.5 GHz 计算机上实现的。本研究为 CSM 数据集中所有 CSM 患者和 HCs 的步态记录分配特征向量序列。图 7-16 和图 7-17 分别为在本研究 90 个人规模的数据集上采用二折交叉验证方法训练和识别第 30 个 CSM 患者的测试模式的实例。每个受试者有去程和回程共两组步态序列,选取去程数据用于训练,选取回程数据用于识别。

在训练阶段,RBF 神经网络 $\hat{W}^{\mathrm{T}}S(x)$ 构建在四维区域内,神经元中心均匀分布在$[-1,1]\times[-1,1]\times[-1,1]\times[-1,1]$的区域内,神经元感受野宽度 $\eta=0.1$。RBF 神经网络的初始值 $\hat{W}_i(0)=0$,并由权值更新率不断调整。在公式(7-13)中,$\boldsymbol{A}=\mathrm{diag}[0.5,0.5,\cdots,0.5]$;在公式(7-14)中,$\Gamma=1.5$,$\sigma=10$。图 7-16 展示了神经网络权值的收敛情况,这符合 RBF 神经网络的 PE 条件。只有中心点靠近步态系统动态轨迹的神经元权值被激励而更新,因此只有中心点靠近步态系统动态轨迹的权值估计值才能收敛到其最优值 $W_{\zeta}^{*}$ 的小邻域内。由确定学习理论,沿着步态动力学系统的回归轨迹,常值神经网络 $\overline{W}_i^{k\mathrm{T}}S_i(x)$,$(k=1,2,\cdots,90)$能够局部准确逼近步态系统的行走特性,每个训练模式的常值神经网络权值可储存,用于后续的步态动态模式识别。

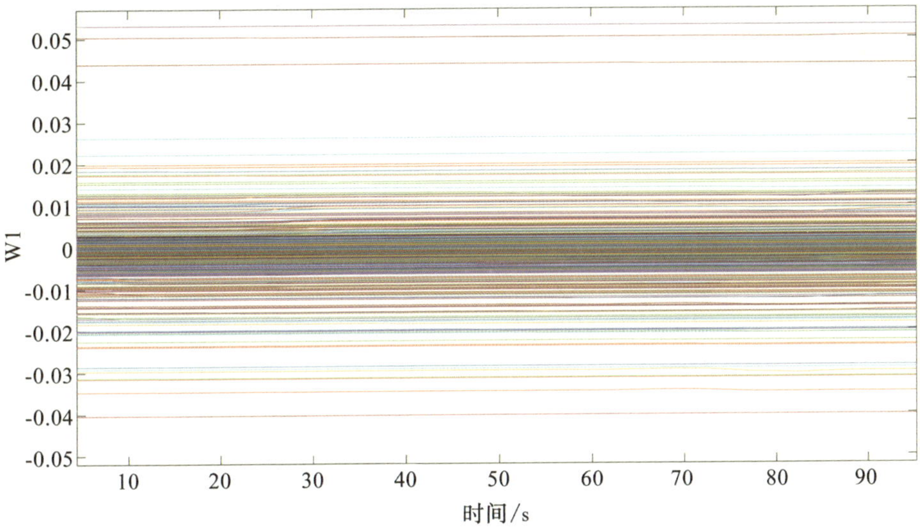


图 7-16　神经网络权值收敛情况[61]

在测试阶段，本研究根据常值神经网络 $\overline{W}_i^{kT}S_i(x)(k=1,2,\cdots,90)$ 和公式(7-13)构建了 90 个动态 RBF 神经网络估计器。在公式(7-21)中，$B=\mathrm{diag}[-100,\cdots,-100]$；在公式(7-22)中，$b_i=0.3(i=1,2,\cdots,4)$；在公式(7-23)中，$T_c=1.5$ s。基于 90 个训练模式对第 30 个 CSM 患者的测试模式进行识别。

在训练模式库和测试模式库中，45 例 CSM 患者的去程步态数据标签均为 1～45，45 例 HCs 的去程步态数据标签均为 46～90。以二折交叉验证方法为例，在所有受试者的训练模式库中，对第 30 个 CSM 患者的测试模式进行识别，若识别结果的标签属于 1～45(图 7-17 中虚线)，则认为识别正确；若识别结果的标签属于 46～90(图 7-17 中实线)，则认为识别错误。从图 7-17 中得知，经过 3.5 s，由训练模式产生的第 31 个 CSM 患者的平均 $L_1$ 范数小于其他训练模式产生的平均 $L_1$ 范数。根据提出的分类方案，此时识别结果为 CSM 患者，第 31 个 CSM 患者的测试模式识别正确。

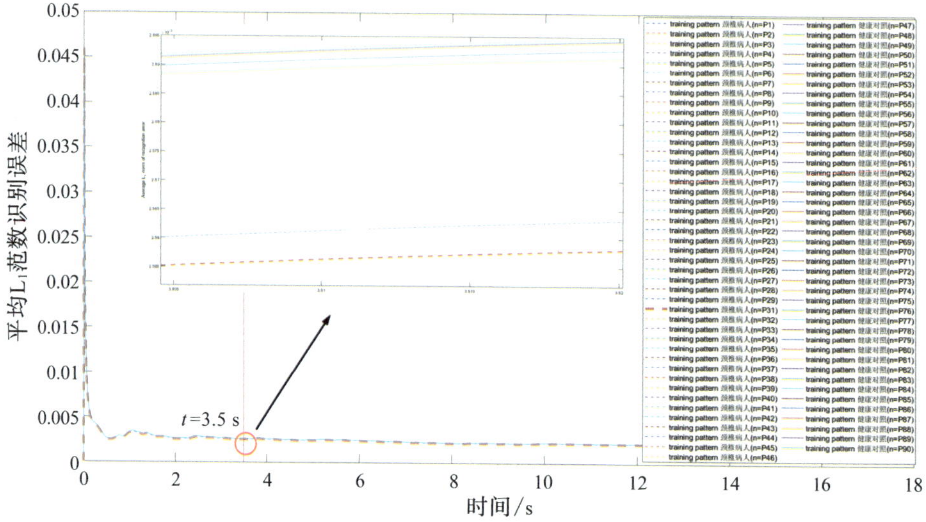


图 7-17 第 31 个 CSM 患者测试模式的误差识别结果[61]

对于评估，本部分使用了 7 个性能参数，包括敏感性(sensitivity，SEN)、特异性(specificity，SPF)、准确性(accuracy，ACC)、阳性预测值(positive predictive value，PPV)、阴性预测值(negative predictive value，NPV)、Mathews 相关系数(math correlation coefficient，MCC)和 $F_1$ score。这些测量值的定义如下：

$$SEN=\frac{TP}{TP+FN}\times 100(\%) \tag{7-24}$$

$$SPF=\frac{TN}{TN+FP}\times 100(\%) \tag{7-25}$$

$$ACC=\frac{TP+TN}{TP+TN+FN+FP}\times 100(\%) \tag{7-26}$$

$$PPV=\frac{TP}{TP+FP}\times 100(\%) \tag{7-27}$$

$$NPV=\frac{TN}{TN+FN}\times 100(\%) \tag{7-28}$$

$$MCC=\frac{TP\times TN-FN\times FP}{\sqrt{(TP+FN)(TP+FP)(TN+FN)(TN+FP)}} \tag{7-29}$$

$$F_1\,score=\frac{2\times TP}{2\times TP+FN+FP} \tag{7-30}$$

其中，TP 为真阳性数，FN 为假阴性数，TN 为真阴性数，FP 为假阳性数。分类器必须具有较高的分类精度、高灵敏度和较高的特异性。MCC 值越大，分类器性能越好。$F_1$ score 是模型的精度和灵敏度的加权谐波平均值。

二元分类结果如表 7-11 所示，二折交叉验证和留一法交叉验证的平均分类准确率分别为 94.44%和 95.56%。总体而言，本部分的分类方法取得了良好的性能，这表明本部分所提出的模式识别系统可以利用非线性步态动力学和基于确定学习模型的分类工具，有效地区分 CSM 患者和 HCs 的步态信号。

**表 7-11　通过留一法交叉验证和二折交叉验证进行分类方法性能评估**

| 评价方式 | 预测组 | 实际组 | | SEN/% | SPF/% | ACC/% | PPV/% | NPV/% | MCC | $F_1$ score |
|---|---|---|---|---|---|---|---|---|---|---|
| | | HCs | CSM | | | | | | | |
| 二折交叉验证 | HCs | 44 | 1 | 91.11 | 97.78 | 94.44 | 97.62 | 91.67 | 0.891 | 0.943 |
| | CSM | 4 | 41 | | | | | | | |
| 留一法交叉验证 | HCs | 89 | 1 | 92.22 | 98.89 | 95.56 | 98.81 | 92.71 | 0.913 | 0.954 |
| | CSM | 77 | 83 | | | | | | | |

## 7.4　基于足底压力数据的帕金森病辅助诊断方法

### 7.4.1　研究背景

帕金森病(Parkinson's disease，PD)也被称作震颤麻痹。PD 是一种慢性、进行性和神经退行性大脑疾病，它会影响患者进行正常活动的能力，从而诱发异常步态。1817 年，英国医生 Parkinson 首次对此疾病进行描述[63]。PD 被认为是现存疾病中仅次于阿尔茨海默病的第二大最常见的神经退行性疾病[64]。根据国际统计数据显示，目前全球有 800 万～1000 万人被 PD 影响。然而，患者数据是临床诊断所得，有许多潜在个体仍未被发现，导致统计数据可能被低估[65]。目前，中国已经出现了 200 多万名 PD 患者，75 岁以上的老人患病率高达 10%，并且出现了年轻化的趋势。PD 的患病率、发病率随年龄增长而升高，随着老龄化社会的到来，老龄人口的增加导致全球 PD 患病率呈明显上升态势，这是一个值得高度重视的公共卫生问题[66]。

2000 年，获得诺贝尔生理学奖的瑞典神经科学家 Carlsson 指出，PD 的主要形成原因是黑质多巴胺(dopamine，DA)能神经元损伤或退化，从而引起纹状体 DA 含量显著性减少。多巴胺是一种神经递质，不仅控制人体的运动活动，而且协调肌肉功能。目前仍不清楚导致 PD 的确切病因，DA 能神经元的变性死亡过程可能有遗传、年龄老化、环境变化等因素参与[67]。

PD最常见的三种运动症状为震颤、肢体僵硬和运动缓慢,非运动症状有睡眠障碍、抑郁和疲劳[68]。以上症状随着时间的推移会逐渐加重,不仅影响患者的日常起居,还会给患者家庭及社会带来许多医疗方面的压力。

虽然我国PD患者的数量庞大,但仍然存在误诊率高等问题。目前,PD的常规诊断主要依靠临床医生通过视觉观察和问卷调查获得的主观指标来编制PD统一评定量表(unified Parkinson's disease rating scale, UPDRS)评分。该评分表由42个问题组成,用于评估运动症状、日常活动和行为特征。该诊断方式主观性强,准确度难以保证[69]。在此情况下,计算机化自动辅助诊断系统的引入变得尤为迫切。该系统能够精准捕捉PD的客观特征,显著提升医生诊断的准确度。通过自动化分析,该系统能有效区分患者与健康人群,为疾病的早期发现与及时治疗提供有力支持,从而实现疾病的早诊断、早治疗目标。

目前,国内外诊断PD的常用方法有手指运动分析[70]、功能神经成像[71]、足底压力分析[72]、表面肌电图分析[73]。步态分析作为一种高效、定量的评估方式,目前已被广泛使用,为PD的早期识别、病情进展的准确发现、治疗方案的合理选择提供了新思路。

在之前的研究中,有两种类型的传感器被用于分析步态参数:一类是直接测量所需要的步态周期内的事件,如力敏感鞋垫[74];另一类是用于重建一个步态周期内的不同阶段,如陀螺仪和加速度计[75]。而本例使用的数据是通过第一类力敏感鞋垫直接测量的PD患者和对照组在行走过程中的垂直地面反作用力(vertical ground reaction force,VGRF)。

对于PD的诊断,前人的研究已经探索了多种识别方法,这些方法在一定程度上提高了诊断的准确性和效率。例如,阿方索(Afonso)等人[76]利用PD患者手写动态数据的特性,开发了一种基于深度驱动的图聚类算法——最优路径森林。这一算法通过对手写动态数据的深入分析,能够辅助自动识别PD,显著提高了诊断的正确率,为PD的早期诊断提供了新的思路和技术支持。哈提卜Alkhatib等人[74]则关注了行走过程中的VGRF数据,采用自回归模型对正常人与PD患者的行走信号进行线性回归建模,从而尝试区分两者之间的差异。然而,这项研究存在局限性,即它仅针对一个选定的传感器进行分析,而忽略了鞋内可能存在的其他传感器所提供的潜在有用信息。

基于统计分析提取的步态和震颤特征,佩鲁马尔(Perumal)和桑卡尔(Sankar)[77]提出了一种基于线性判别分析的模式分类算法,利用动力学特征来识别PD引起的震颤,并深入剖析了震颤的频域特征,最终实现了86.9%的平均准确度。然而,他们的方法被简化为一个二元分类问题,即仅能检测到PD的存在,而无法进一步细分PD的不同阶段。这意味着,尽管能够准确诊断出患者罹患 PD,但无法精确判断其病情的严重程度或发展阶段,这可能对后续治疗方案的制定及患者的预后产生一定影响。阿拉姆(Alam)等人[78]基于序列前向特征选择、摆动时间、步幅时间变异性和压力中心特征选择有意义的特征,采用了支持向量机、k-最近邻、随机森林和决策树分类器建立预测模型,成功区分健康和病理步态。在采用步态数据对 PD 进行 4 级分类的研究中,巴拉吉(Balaji)等人[79]通过统计分析提取最小特征向量,然后利用 Shapiro-Wilk 检验验证了数据的正态分布,从步态的时空特征中,基于相关性的特征选择技术识别显著的生物标志物。该研究采用了 DT、SVM、贝叶斯分类器(Bayes Classifier,BC)学习算法,对 PD 进行了识别分类。菲格雷多(Figueiredo)等人[80]表明,使用能够处理非线性数据并收敛到全局最优的核主成分分析和遗传算法,可以显著降低步态参数的维数特征,从而进行有效的分类。他们对步态模式识别的机器学习方法进行了比较分析,并使用交叉验证方法评估了人类行走识别分类算法在临床应用中的性能。

### 7.4.2　数据集介绍

PD 患者的步态特征与健康人群相比,存在着显著的差异。为了深入探究这些差异并推动 PD 的早期诊断和治疗,建立步态数据集至关重要。在步态数据集中,我们采用了标准化的步态特征提取方法和先进的步态模式识别算法。这些方法和算法能够对步态数据进行精确的分析和分类,揭示出隐藏在数据背后的关键信息。通过对数据集中的数据进行细致的研究和分析,我们能够逐步挖掘出不同步态特征与 PD 之间的复杂关系,为 PD 的诊断提供有力的科学依据。本例中,由于自行采集的医学数据不足,最终采用公开数据集进行 PD 的分类研究。

公开的步态数据由约格夫(Yogev)等人[81]、豪斯多夫(Hausdorff)等人[82]进行记录,从 Physionet 网站下载并进行分析[83]。该数据集包含 90 例 PD 患者和 72 例健康人。该数据集的人口统计细节数据如表 7-12 所示。所有受试 PD 患者都在服用抗 PD 药物,他们所服用的处方在实验时没有发生任何改变。该研究得到了特拉维夫苏拉斯基医学中心人类研究委员会的批准,并收集了所有参与者的书面同意书。

**表 7-12　健康受试者与 PD 患者的人口特征**

| 患病程度 | 人数 | | 年龄/岁(mean±std) | | 体重/kg(mean±std) | | 身高/m(mean±std) |
|---|---|---|---|---|---|---|---|
| | 男性 | 女性 | 男性 | 女性 | 男性 | 女性 | |
| 健康人 | 40 | 32 | 63.87±42.1 | 63.47±38.07 | 64.69±25.6 | 79.10±19.08 | 1.68±0.08 |
| 轻度患者 | 36 | 19 | 61.6±19.01 | 65.3±11.42 | 64.66±17.1 | 78.67±9.44 | 1.67±0.06 |

续表

| 患病程度 | 人数 | | 年龄/岁(mean±std) | | 体重/kg(mean±std) | | 身高/m (mean±std) |
|---|---|---|---|---|---|---|---|
| | 男性 | 女性 | 男性 | 女性 | 男性 | 女性 | |
| 中度患者 | 16 | 12 | 69.9±10.39 | 68.6±11.13 | 66.75±8.53 | 79.9±7.13 | 1.71±0.07 |
| 重度患者 | 5 | 3 | 64.2±11.58 | 75±11.20 | 59.75±6.29 | 67.2±6.61 | 1.68±0.06 |

该数据集收集了受试者在水平地面上以自行选择的速度行走约 2 分钟的 VGRF 数据。根据实验制定的方案，每位受试者的左、右脚下面都有 8 个传感器，用来测量每个时刻的 VGRF，从而得到 VGRF 的时间序列。这 16 个传感器中的每一个输出都被数字化，且以 100 Hz 的频率被记录。此外，还包括两个额外的数据序列，分别反映了每只脚 8 个传感器输出的总和。

用于收集步态数据的系统由左、右脚下方的各 8 个传感器和 1 个记录单元组成，记录单元随身携带在腰部。在测试过程中，单元中的存储卡存储测量数据，然后将数据传输到计算机进行分析。为了准确描述传感器在鞋垫内的位置，假设受试者处于舒适的站立位置，双脚彼此平行。传感器位置坐标如图 7-18所示。其中，(0,0)是原点，位于两脚之间，人面向纵坐标的正半轴，L 代表左侧，R 代表右侧。

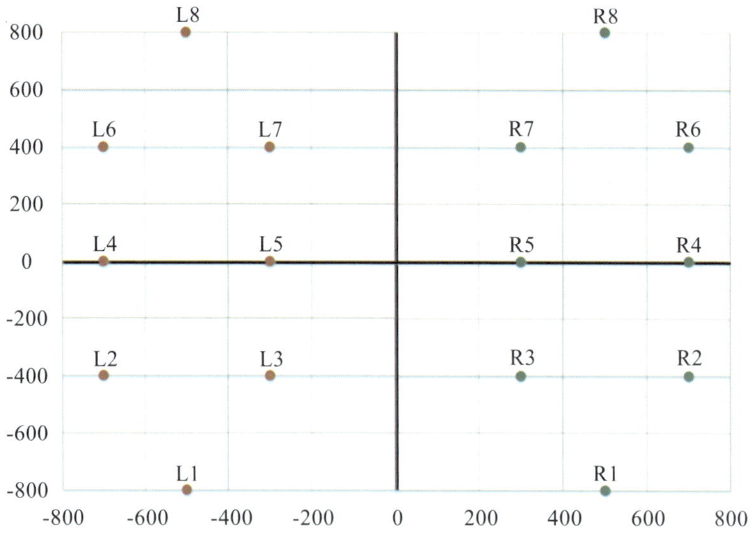


图 7-18 左、右脚各 8 个传感器的位置[62]

### 7.4.3　步态数据集预处理和步态周期分割

在采集PD患者的步态数据时，可能会遇到多种干扰因素，包括但不限于传感器误差、运动噪声等。这些因素会严重影响数据的准确性和可靠性，进而影响后续的数据分析和疾病诊断。因此，预处理步骤在PD患者步态数据分析中扮演着至关重要的角色。

本节对公开数据集中的VGRF数据进行预处理，旨在降低无关的噪声或杂散信号造成的负面影响。一般来说，小于20 N的VGRF是由噪声产生的，即使当受试者处于步态摆动阶段并且不施加任何力作用时，也可能会产生一些微小的传感器读数。未经处理的VGRF数据如图7-19所示，该序列表示该数据集中某例正常人行走片段中左脚的总VGRF数据，横坐标为采样点，纵坐标为VGRF的大小，红色圆圈部分代表受试者行走过程中所产生的噪声。

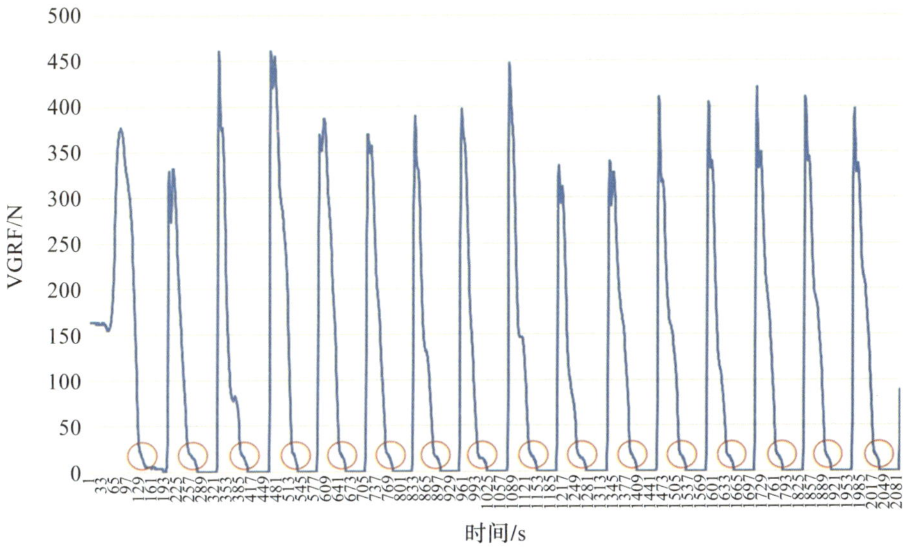


图7-19　原始VGRF数据[62]

本节将小于20 N的VGRF数据进行手动去除，从而降低噪声，以便于进行步态周期的分割。同时，丢弃了前20秒的VGRF数据，从而消除步态启动所造成的影响。随后，将整段的时间序列划分为一个个单独的步态周期。

处理后的VGRF信号以及所获得的步幅周期结果如图7-20所示。图7-20在图7-19的基础上，手动去除20 N以下的数值，并在图中显示了一个步幅周期，横坐标为采样点，纵坐标为VGRF的大小。

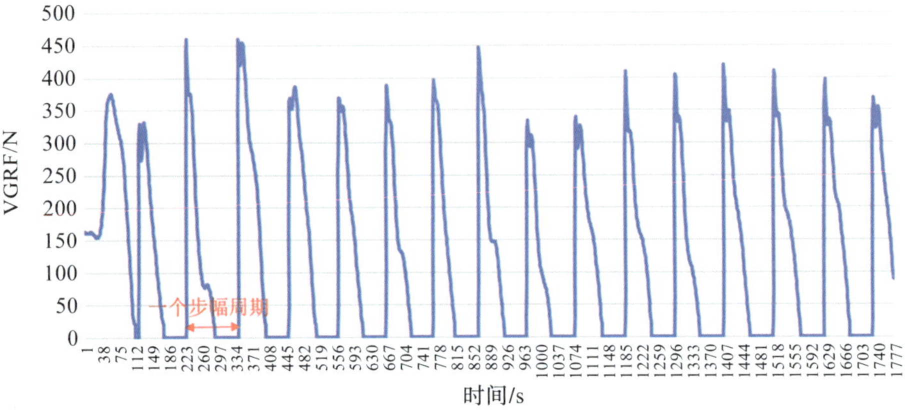


图 7-20 预处理后的 VGRF 信号[62]

### 7.4.4 非线性特征计算

对于步态识别所采用的特征选择，前人的研究已经评估了 PD 患者的步态特征。例如，李(Lee)和林(Lim)[84]提出了一种 PD 分类方法，该方法利用具有加权模糊隶属度函数的神经网络，获得了 81.63%的最大分类准确度。为了区分特发性 PD 患者和健康受试者，他们使用有界加权模糊隶属度函数的有界来选择基于非重叠区域分布方法的最小特征。为了解步态信号的周期性和随机性，普拉布(Prabhu)等人[85]进行 RQA 和统计分析，并报告称，即使对于短长度步态时间序列数据，RQA 也能很好地工作。

步态识别中常用的线性特征提取方法，如主成分分析技术，通常可以获得较好的步态表示结果，但对于一般步态数据，线性特征只是理想假设，行走数据也可能是非线性结构，基于线性假设特征提取方法，无法揭示隐藏在行走结构空间中的非线性结构[86]。非线性特征可以检测对运动控制产生不利影响的隐藏或细微步态特征，并对动态步态稳定性控制中的细微变化(如样本熵、多尺度熵和递归量化)敏感[87]。非线性特征分析可以弥补线性特征的不足，以分析复杂的步行特征。例如，熵可以量化人体运动的不均匀性或不可预测性，李雅普诺夫指数可以量化人体运动的动态稳定性，分形动力学可以测量长步间距的相关性。同时，人的行走本身就是一个非线性的过程，受到疾病影响时，其规律性和稳定性会受到一定程度的干扰。因此，步态数据特征的非线性分析可用于提取不同人群之间的细微差异，以获得更好的分类结果。

本节尝试了不同类型的非线性特征，以获得更丰富的类差异，并取得更好的分类效果。所选择的非线性特征参数包括排列熵、Lempel-Ziv 复杂度、模糊熵以及递归定量分析中的递归熵、递归确定性和递归图对角线长度均值共 6 个非线性特征。对 PD 患者数据集的 VGRF 数据进行非线性特征的提取，最终得到了左、右脚共 108 种非线性特征。这些特征的计算可参照本书 6.3 节的公式。

### 7.4.5　分类模型构建

为区分正常人与 PD 三级患者，本节测试了多种机器学习分类技术，以确保结果能够获得最佳的精度。在经过对 SVM、KNN、极度随机树（extremely randomized trees，ET）以及多粒度级联森林（multi-grained cascade forest，GCFOREST）等机器学习方法进行试验及比较后，本节最终选择了以下 4 类性能较好且具有代表性的分类器：DT、极致梯度提升（extreme gradient boosting，XGBOOST）、SVM 和 BC。

除此之外，各模型中的超参数对模型的分类性能也具有显著影响。目前，面对不同问题时，对超参数的选取方法也有很多，比如网格搜索法（GridSearchCV）、梯度下降法、人工蜂群算法、粒子群算法等。如何在实际应用中选择合适的超参数使模型更好地实现指定任务，需要结合具体问题具体分析。在本节的研究中，采用 GridSearchCV 来进行参数的调优，调优前需对数据进行归一化。本节划分验证集为总步态压力数据的 20%，训练集为总步态压力数据的 80%。

（1）DT

DT 是一种最简单、应用最广泛的基于逻辑的层次分类方法。在多分类问题中，DT 可以在相对较短的时间内对给定数据进行有效的划分。在这种方法中，测试数据根据它们的特征值被分类为树。DT 的节点是待分类测试数据的特征，分支代表节点可以预测的一个值。在 DT 模型中，根节点代表首次决策方法，中间节点代表中间决策过程，叶子节点为最终的决策结果。在生成 DT 时，需要选择最佳的特征、划分样本集、生成子树、剪枝和可视化等步骤。为了达到构建较为准确 DT 的目的，目前广大学者们已经开发了各种高效算法，如 Hunt 算法、Gini 多样性指数方法、Relief 算法。

通过使用 GridSearchCV 对参数进行调优，本节设置 criterion='gini'、max_depth=30、min_samples_leaf=2 以及 min_impurity_decrease=0.1。其中，criterion='gini' 表示最终节点分裂标准用的是 gini 系数，max_depth 表示树的最大深度，min_samples_leaf 表示拆分内部节点最少样本数，min_impurity_decrease 表示叶子节点不纯度的减少量阈值。

（2）XGBOOST

XGBOOST 是一个基于梯度的集成学习模型，并且能够实现分类与回归的 Boosting 集成学习算法，由多个弱学习器迭代学习从而实现强学习器。XGBOOST 的思想与梯度提升决策树（gradient boosting decision tree，GBDT）

相同，即朝着减少残差的方向训练一个新模型：在第 $t$ 次训练中，XGBOOST 学习一棵树，拟合之前 $t-1$ 次模型的预测结果与实际结果之间的残差，从而得到第 $t$ 个模型。最后，再通过对多个模型进行加权和积分，最终得到了 XGBOOST 模型。XGBOOST 目标函数包括损失函数和正则项两部分，本质是对梯度提升决策树的改进。

XGBOOST 对 GBDT 做了很多优化改进，比如在优化损失函数时，使用二阶泰勒公式来提高模型的精度，从而可以有效地控制模型过拟合，提高预测精度，并且增加正则项来减少过拟合，提升了单棵树的泛化能力。除此之外，它还增加了块存储来支持并行计算。因此，XGBOOST 具有很高的精度，能够有效缓解过拟合，支持并行化，但 XGBOOST 的计算复杂度较高。

在 GridSearchCV 方法下对参数进行调优。在本节中，XGBOOST 设置 min_child_weight＝6、n_estimators＝140、gamma＝0.29、max_depth＝3、colsample_bytree＝0.2、subsample＝0.7、learning_rate＝0.1。其中，min_child_weight 表示最小叶子节点样本权重；gamma 指定了节点分裂所需的最小损失函数下降值，其大小决定模型的保守程度，参数越高，模型越不保守；max_depth 表示树的最大深度，用来避免过拟合，max_depth 的值越大，模型学到的样本越具体、越局部；subsample 控制每棵树的随机抽样比，以降低此参数的值，这样算法将更加保守，以免过度拟合；colsample_bytree 用来控制每棵树随机采样的列数的占比(每一列是一个特征)；learning_rate 表示学习速率。

(3)SVM

SVM 是由弗拉基米尔(Vladimir N. Vapnik)和科琳娜(Corinna Cortes)在 1995 年正式提出的，经过前人多年来的研究，已被证实是一个很好的分类器。该分类器基于统计学的思想，与以往的传统模式识别方式使经验风险最小化原则相比，它是通过使模型的结构风险最小来增强学习机的泛化学习能力，从而可以让模型在复杂度和对非线性问题的处理上达到一种平衡。SVM 适合中小型数据样本、非线性以及高维的分类问题。

SVM 需要优化的超参数包括惩罚参数 $C$ 和所选择的核函数的参数。经过 GridSearchCV，SVM 设置 $C=1$，$\sigma=0.1$。这两个参数的具体定义如下：

1)惩罚参数 $C$。$C$ 是给错误分类的样本施加一个惩罚，起到限制偏离点的作用。当对空间中偏离点的控制程度变大时，$C$ 的值相应就会变大。惩罚参数 $C$ 可以在一定的特征空间里，平衡置信范围和经验风险，从而使模型达到最佳的推广能力。

2)核参数。在处理不同的分类问题时，应选取不同的核函数，本节选取的是高斯核。其中，$\sigma>0$ 是高斯核的带宽。该参数决定着将样本从低维空间投射到高维空间后散布的程度是否复杂。

(4)BC

BC是贝叶斯分类中较简单并且常见的一种分类方法，已经被广泛地应用于各领域。BC是一种基于贝叶斯定理与特征条件独立性假设的分类方法，通过计算样本发生的概率来实现分类。贝叶斯定理如公式(7-31)所示：

$$P(B|A)=\frac{P(A|B)P(B)}{P(A)} \tag{7-31}$$

相比于传统的贝叶斯定理，BC的根本思想是通过已知特征向量预测分类标记的概率分布。BC的具体理论如下：BC假设每个特征在给定类别下是独立的，因此可以将每个特征的条件概率估计为单独计算每个特征在给定类别下的概率。然后，使用贝叶斯定理结合这些条件概率来计算每个类别的后验概率分布，并将后验概率最大的类别作为分类结果。BC利用极大似然估计获取类先验概率 $P(c)$，并为每个属性估计条件概率 $P(x_i|c)$ 相应的概率。朴素贝叶斯公式如公式(7-32)所示：

$$P(x_i|c)=\frac{1}{\sqrt{2\pi}\sigma_{c,i}}\exp\left[-\frac{(x_i-\mu_{c,i}{}^2}{2\sigma_{c,i}^2}\right] \tag{7-32}$$

其中，$\mu$ 和 $\sigma$ 分别是第 $c$ 个样本在第 $i$ 个属性熵取值的均值和方差。

在 scikit-learn 中，BC 一共有 3 种算法，分别是伯努利贝叶斯分类(Bernoulli Bayes classifier，BernoulliBC)、离散型朴素贝叶斯分类(Multinomial Bayes classifier，MultinomialBC)和高斯朴素贝叶斯分类(Gaussian Bayes classifier，GaussianBC)。本节所采用的是GaussianBC，GaussianBC就是先验为高斯分布的朴素贝叶斯分类。使用GridSearchCV对GaussianBC进行参数调优，本节设置 var_smoothing＝0.8。

### 7.4.6 模型性能指标选择

(1)分层K折交叉验证

交叉验证是机器学习中常用的一种评估模型性能的方法。它将数据集分为训练集和验证集，然后多次重复训练和验证过程。每次训练使用不同的训练集，而验证集则用于评估模型的性能。最终，使用所有验证集的性能的平均值作为模型的性能指标。

本例共采用72例正常人和90例三个评级下的PD患者的步态数据。基于多分类情况，4分类中每一类人群的占比不同，为减小分类不平衡所导致的训练集划分产生的随机性，本节选择使用分层K折交叉验证方法，以充分使用每一例受试者的步态数据，从而提高数据的利用效率，得到更好的分类结果。本节采用K＝10，即分层10折交叉验证。

(2)评价指标介绍

与 HOA 的例子类似,本节使用混淆矩阵、ACC、SEN、SPE、PPV 和 $F_1$ score 对分类性能进行评估。同时,使用 PPV、SEN 和 $F_1$ score 的宏平均和微平均评估多元分类模型的整体性能。从公式(7-33)、(7-34)、(7-35)中可知,宏平均是根据每个类别的 PPV、SEN 和 $F_1$ score 求出算术平均数。

$$\mathrm{PPV}_{\mathrm{macro}}=\frac{1}{k}\sum_{i=1}^{k}\mathrm{PPV}_i \tag{7-33}$$

$$\mathrm{SEN}_{\mathrm{macro}}=\frac{1}{k}\sum_{i=1}^{k}\mathrm{SEN}_i \tag{7-34}$$

$$F_{1\,\mathrm{macro}}=\frac{1}{k}\sum_{i=1}^{k}F_{1\,i} \tag{7-35}$$

微平均公式如公式(7-36)、(7-37)、(7-38)所示,其中 $l_i$ 表示被模型预测为第 $i$ 类且实际上也是属于第 $i$ 类的样本个数,$m_i$ 表示被模型预测为第 $i$ 类的样本个数,$n_i$ 表示实际属于第 $i$ 类的样本个数。

$$\mathrm{PPV}_{\mathrm{micro}}=\frac{\sum_{i=1}^{k}l_i}{\sum_{i=1}^{k}m_i} \tag{7-36}$$

$$\mathrm{SEN}_{\mathrm{micro}}=\frac{\sum_{i=1}^{k}l_i}{\sum_{i=1}^{k}n_i} \tag{7-37}$$

$$F_{1\,\mathrm{micro}}=\frac{2}{\dfrac{1}{\mathrm{PPV}_{\mathrm{micro}}}+\dfrac{1}{\mathrm{SEN}_{\mathrm{micro}}}} \tag{7-38}$$

微观 $F_1$(micro-$F_1$)和宏观 $F_1$(macro-$F_1$)都是 $F_1$ 合并后的结果,这两个 $F_1$ 都是多分类任务中的评价指标,是两种不同的求 $F_1$ 平均值的方式。micro-$F_1$ 和 macro-$F_1$ 的计算方法有差异,得出来的结果也略有差异。除了 micro-$F_1$ 和 macro-$F_1$,还有加权 $F_1$(weighted-$F_1$),是一个将 $F_1$ score 乘以该类的比例之后相加的结果。weighted-$F_1$ 和 macro-$F_1$ 的区别在于 macro-$F_1$ 对每一类都赋予了相同的权重,而 weighted-$F_1$ 则根据每一类的比例分别赋予不同的权重。本节基于小数据集以及每一类的比例不同,通过比较上述 3 类评价指标,最终使用 weighted-$F_1$ 指标下的 PPV、TPR 和 $F_1$ score。除了上述指标外,本节还使用了 ROC 曲线和 AUC 值来评价模型的输出性能。

### 7.4.7 特征选择

特征选择在机器学习中起着重要作用。对于高维数据,原始特征数据集中的大量特征往往是冗余和不相关的。如果直接讨论原始特征数据，一方面会影响算法的计算效率；另一方面，可能会对模型的最终结果产生影响，最终获得有偏差的信息。

SHAP 框架基于 SHAP 值的计算，测量特征如何影响因变量。在特征选择任务中，SHAP 值可以用于计算每个特征的边际贡献值，并测量特征的重要性。首先，将原始数据集输入到模型中，SHAP 框架将 SHAP 值分配给每个数据点的每个特征，即对应于模型输出的贡献。因此，SHAP 值的计算取决于模型。与 HOA 的例子类似，本节使用 SHAP 方法进行特征选择。基于 SHAP 值选择各模型的最优特征组合流程如图 7-21 所示：

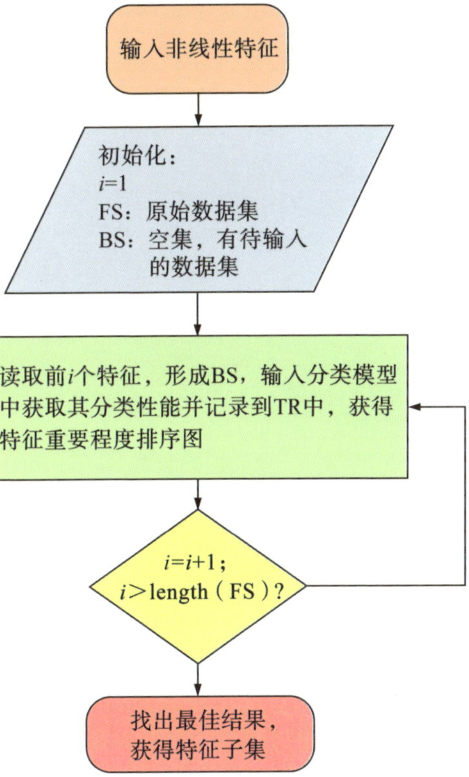


图 7-21　基于 SHAP 值选择各模型的最优特征组合流程[62]

基于 SHAP 值选择各模型的最优特征组合流程来得到最优特征组合，将特征选择后的数据重新放入分类模型中，以获得分类结果。首先，使用 SHAP 值来计算分类器对每个特征的贡献大小，然后对其进行排序，以获得每个特征的重要性排序。基于特征重要性排序对数据集进行特征选择，并保留重要性排序最高的特征作为新的输入数据集。然后将特征选择的数据用作对应分类器的输入。最后,使用准确度、精确度、$F_1$ score 指标来评估模型性能。

前面介绍了四种分类模型:DT、XGBOOST、SVM 和 BC。为了避免出现过拟合现象,本节使用分层 10 折交叉验证方法,使模型尽可能拟合,不断修正自身。本节基于 SHAP 值选择各模型最优特征组合的流程,对非线性特征提取所获得的 108 个特征进行筛选。

由图 7-22 可知,采用 SHAP 算法基于 DT 模型对左、右脚 108 个特征进行重要性排序,最终可以十分直观地了解 DT 模型下各个特征的重要性。本节得到右脚第 7 个点的递归确定性特征对于 DT 模型分类的贡献度最高,其次是右脚总力的 Lempel-Ziv 特征、右脚第 5 个点的 Lempel-Ziv 特征及其他特征。

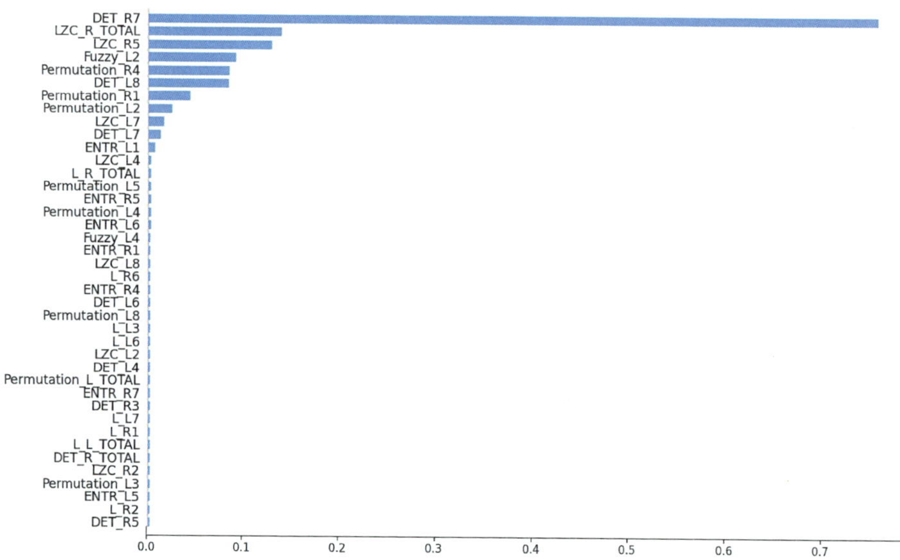


图 7-22　DT 模型的 SHAP 值[62]

由图 7-23 可知,采用 SHAP 算法基于 XGBOOST 模型对左、右脚 108 个特征进行重要性排序,可以直观地了解 XGBOOST 模型下各个特征的重要性。本节得到右脚第 1 个点的递归确定性特征对于 XGBOOST 模型的贡献度最高,其次是右脚第 6 个点的递归确定性特征、右脚总力的递归确定性特征及其他特征。

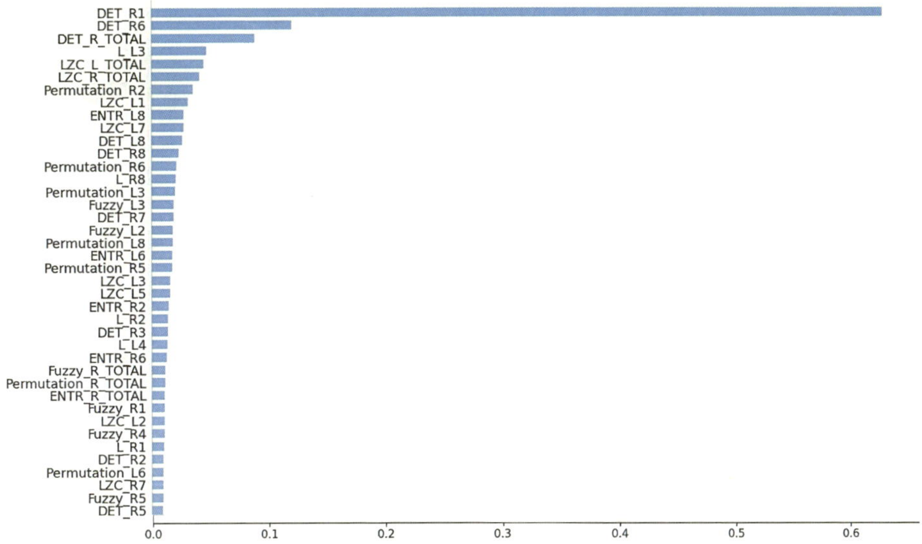


图 7-23　XGBOOST 模型的 SHAP 值[62]

由图 7-24 可知，采用 SHAP 算法基于 SVM 模型对左、右脚 108 个特征进行重要性排序，可以十分直观地了解 SVM 模型下各个特征的重要性。本节得到右脚第 4 个点的递归确定性特征对于 SVM 模型分类的贡献度最高，其次是右脚第 6 个点的递归确定性特征、右脚总力的递归确定性特征及其他特征。

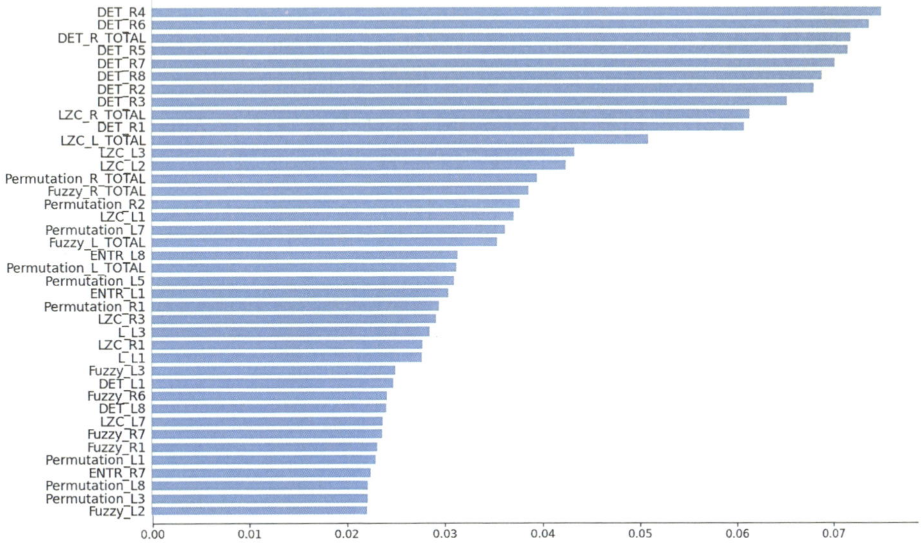


图 7-24　SVM 模型的 SHAP 值[62]

由图 7-25 可知，采用 SHAP 算法基于 BC 模型对左、右脚 108 个特征进行重要性排序，可以直观地了解 BC 模型下各个特征的重要性。本节得到右脚第 7 个点的递归确定性特征对于 BC 模型分类的贡献度最高，其次是右脚总力的 Lempel-Ziv 特征、右脚第 5 个点的 Lempel-Ziv 特征及其他特征。

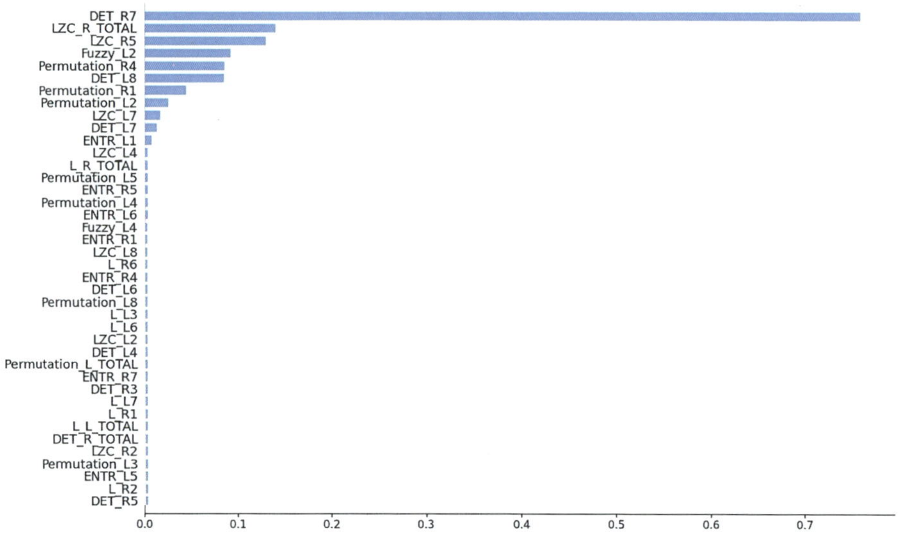


图 7-25　BC 模型的 SHAP 值[62]

为了避免不同特征数量对模型分类的影响，本节采用迭代的方法，对 4 种模型进行不同数量特征组合准确度的验证，结果如图 7-26 至图 7-29 所示。

由图 7-26 可知，在 DT 模型下，不同数量下的特征组合对模型准确度具有不同的影响，在特征数量达到 37 时，准确度获得了极大的提升。但 38 个特征的组合降低了准确度，可知第 38 个特征对模型准确度起到了降低的作用。经分析可得，第 38、41、43、45、47 个特征降低了 DT 模型的分类准确度。

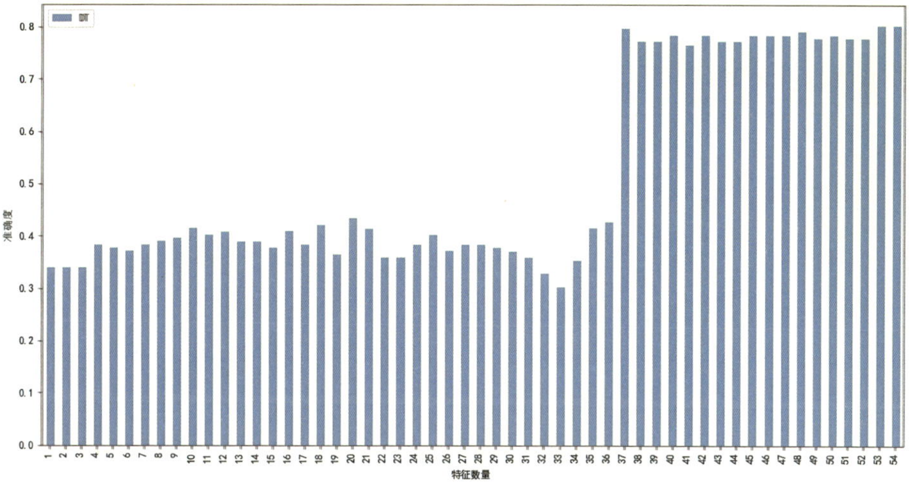


图 7-26　DT 模型下前 54 个特征的准确度[62]

由图 7-27 可知，XGBOOST 模型的特征数量达到 37 时，准确度获得了极大的提升。但 38 个特征的组合对准确度起到了降低的作用，可知第 38 个特征对模型准确度起到了降低的作用。经分析可得，第 38、41、44、46、48、49 个特征降低了 XGBOOST 模型的分类准确度。

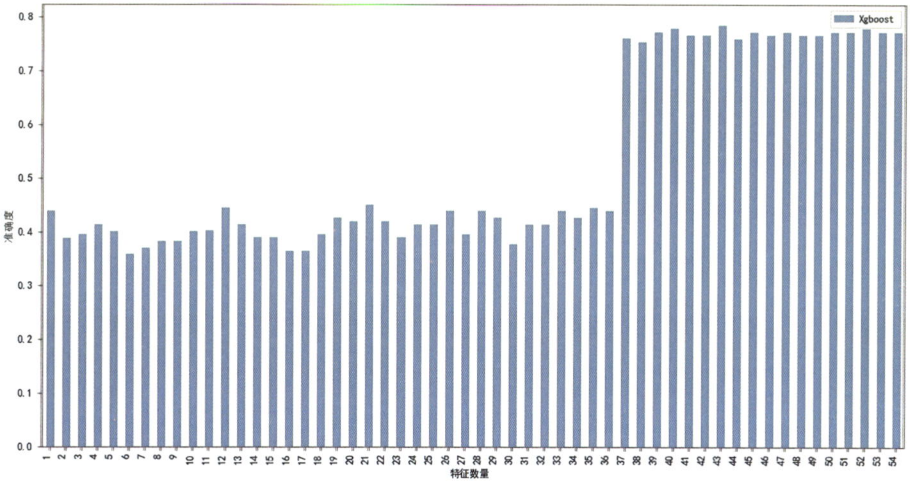


图 7-27　XGBOOST 模型下前 54 个特征的准确度[62]

由图 7-28 可知，SVM 模型在特征数量达到 37 时，模型分类准确度获得小幅度提升。而在特征数量达到 38 时，SVM 模型的分类准确度得到极大提升，故第 38 个特征对 SVM 模型分类准确度的影响较大。

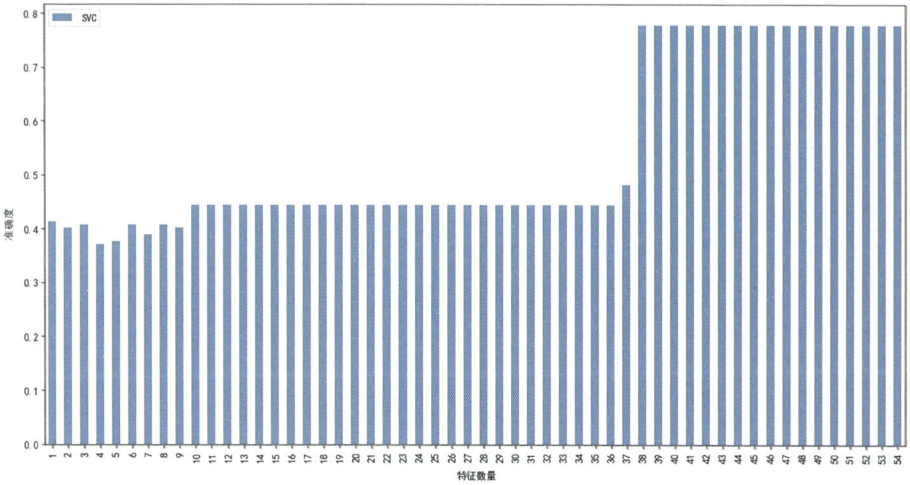


图 7-28 SVM 模型下前 54 个特征的准确度[62]

由图 7-29 可知，在 BC 模型下，当特征数量达到 37 时，准确度获得极大的提升。但 40 个特征的组合对准确度起到了降低的作用，可知第 40 个特征对模型准确度起到了降低的作用。经分析可得，第 44、50、52、54 个特征降低了 BC 模型的分类准确度。

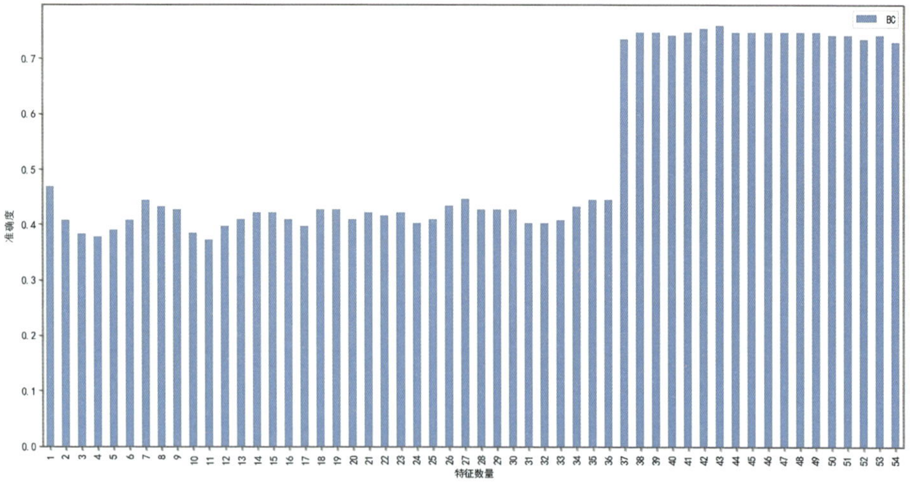


图 7-29 BC 模型下前 54 个特征的准确度[62]

由图 7-26 至图 7-29 可以看到，在特征数量为 37 时，4 种分类模型的准确度都获得明显的提高。由此可知，特征数量增加到 37 时，所代表的 RQA 中的 DET 特征对整个模型的贡献度较高。

除此之外，由于每个特征的贡献度不同，仅仅取 SHAP 值 108 个特征的前面几组进行迭代从而获得最佳特征组合来进行准确度的验证，会存在一些重要特征的遗漏。本节又将 108 个特征划分为 18 个组，在每一组中寻找对模型准确度具有积极性的特征，并与总的 SHAP 特征贡献度进行比较，从而获得了准确度更高的最佳特征组合。最终基于 SHAP 值所选择的 4 种模型的最佳特征组合如图 7-30 所示，红框中的特征组合为最佳特征组合。

由图 7-30(a)可得 DT 模型的最佳特征组合包括 9 个特征，分别是右脚第 7 个点的递归确定性特征、右脚总力的 Lempel-Ziv 特征、右脚第 3 个点的 Lempel-Ziv 特征等。由图 7-30(b)可得 BC 模型的最佳特征组合包括 9 个特征，分别是右脚第 8 个点的递归确定性特征、右脚第 1 个点的递归确定性特征、左脚第 1 个点的递归熵等。由图 7-30(c)可得 SVM 模型的最佳特征组合包括 14 个特征，分别是右脚总力的 Lempel-Ziv 特征、左脚总力的 Lempel-Ziv 特征、右脚总力的模糊熵等。由图 7-30(d)可得 XGBOOST 模型的最佳特征组合包括 11 个特征，分别是右脚第 1 个点的递归确定性特征、左脚总力的 Lempel-Ziv 特征、右脚第 6 个点的递归确定性特征等。

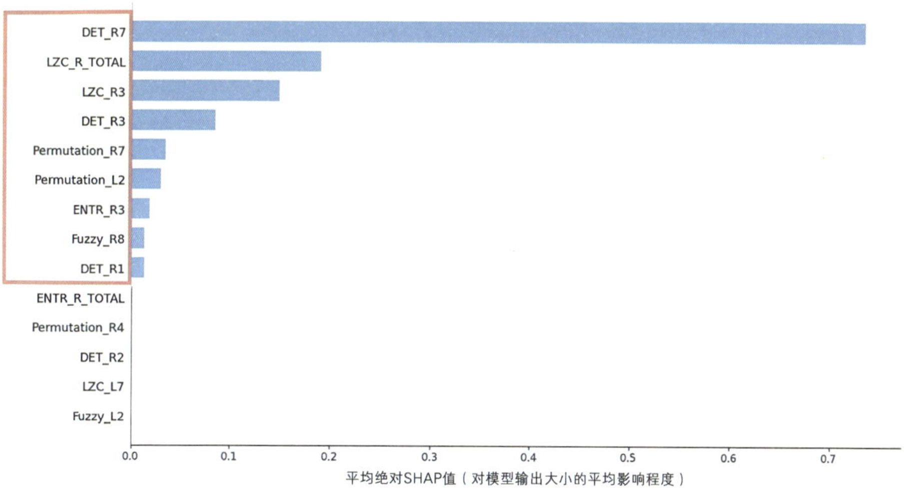


(a)DT 模型的最佳特征组合

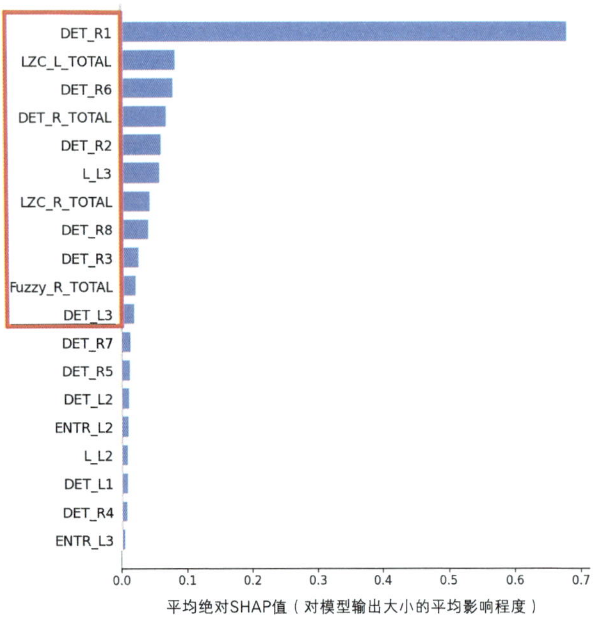


(b)XGBOOST 模型的最佳特征组合

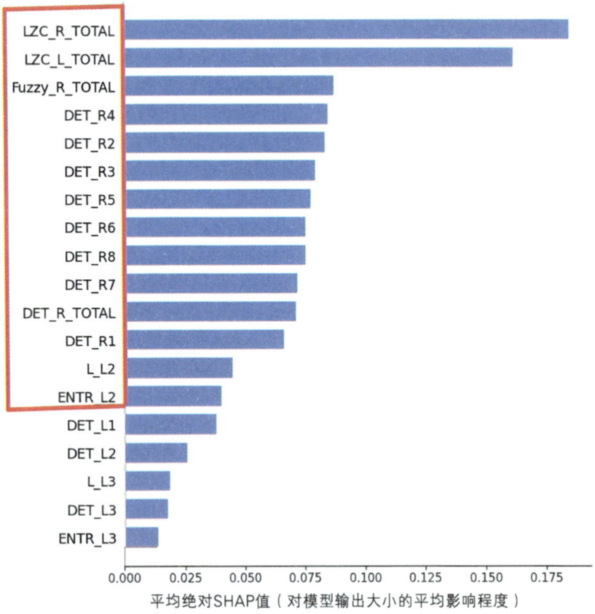


(c)SVM 模型的最佳特征组合

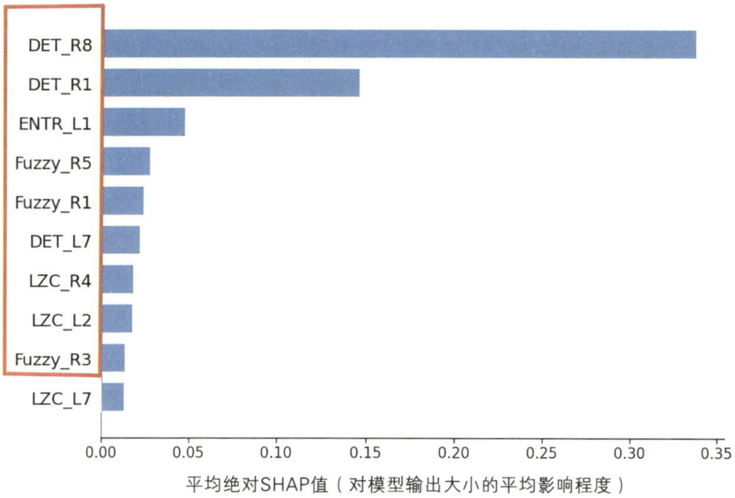


(d)BC 模型的最佳特征组合

图 7-30　4 种模型的最佳特征组合[62]

### 7.4.8　分类结果分析

通过 SHAP 算法获得每个分类模型的最佳特征组合之后，需要将特征输入分类模型，用训练集训练模型并用测试集测试得到分类模型的分类性能。本节需要针对各模型的最优特征组合对各个模型的参数重新进行计算，以保证结果的最高精度。经过 GridSearchCV 对各个模型的参数进行调优，DT 模型的设置为 criterion='gini'、max_depth=9、min_samples_leaf=2；XGBOOST 模型的设置为 n_estimators=140、max_depth=3、min_child_weight=2、gamma=0.85、colsample_bytree=0.4、subsample=0.6、learning_rate=0.05；SVM 模型的设置为 C=3.91，$\sigma$=0.0001；BC 模型设置为 var_smoothing=0.8。

本节所提出的 PD 阶段分类方法在 Python 中实现，并采用分层 10 折交叉验证法进行验证，从而获得每一层交叉验证下的混淆矩阵，再对其进行加和求平均，获得最终的混淆矩阵。根据最终的混淆结果，按照前文对评价指标的介绍，对各个指标进行计算，从而进行分类模型性能的分析。

注意：在训练模型之前需要对数据进行归一化。本节采用的是线性归一化，如公式(7-39)所示，便于数据的训练与测试。归一化的目的是使得预处理的数据被限定在[0,1]内，从而消除奇异样本数据导致的不良影响。

$$x'=\frac{x-x_{\min}}{x_{\max}-x_{\min}} \tag{7-39}$$

本节将 4 种分类模型所对应的最佳特征组合输入到其所对应的分类模型

中，最终所获得的混淆矩阵如图 7-31 所示。混淆矩阵分别统计了分类模型归错类、归对类的观测值个数，然后把结果放在一个图里展示出来。其中，行表示预测值，列表示真实值，类别分为 1、2、3、4 类。在图 7-31 中，各个子图正常人的真实值与预测值重叠的部分都为 72，说明 4 个模型都能准确对正常人进行归类；其他各个部分所显示的数字表明了分类模型对正常人以及不同患病程度 PD 患者的归类能力。

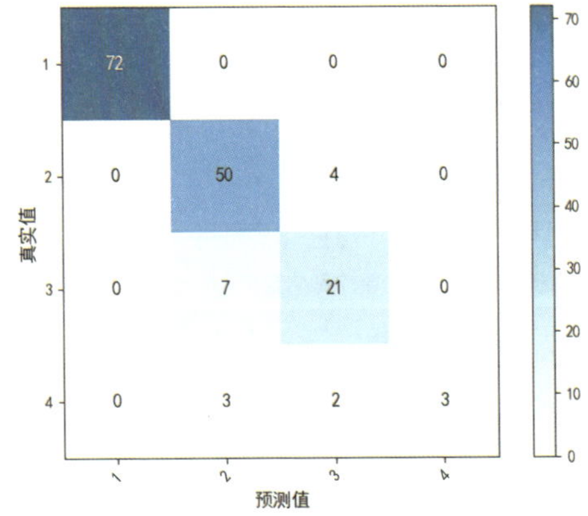


(a)DT 模型的多分类混淆矩阵

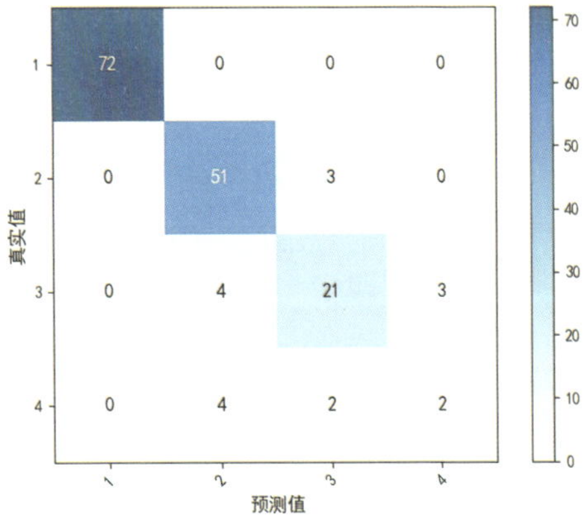


(b)XGBOOST 模型的多分类混淆矩阵

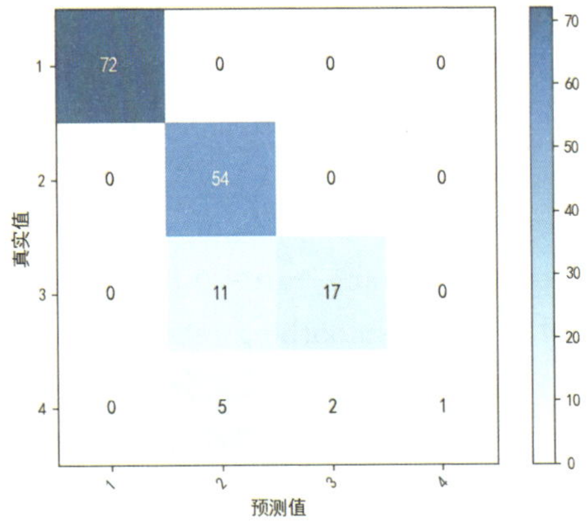


(c)SVM 模型的多分类混淆矩阵

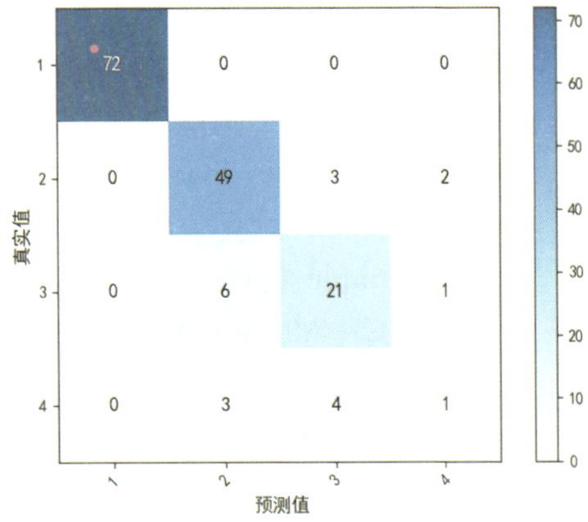


(d)BC 模型的多分类混淆矩阵

图 7-31　4 种分类模型的多分类混淆矩阵[62]

由图 7-31 可知，在 PD 患者不同的患病程度下，各个模型对每一程度的分类准确度不同。由于 PD 数据集内重度 PD 患者的数量占比为 4.94%，数据过于不平衡，从而导致重度 PD 患者的判别能力差。具体如表 7-13 所示。

由表 7-13 可知，4 种模型对正常人的分类准确度都能达到 100%，对重度 PD 患者的分类判别能力较差，SVM 模型能够更好地识别轻度 PD 患者，BC 模型对中度 PD 患者的判别最好，DT 模型相较其他模型对重度 PD 患者的判别最好。

**表 7-13　4 种模型对不同程度 PD 患者的分类准确度情况**

| 分类模型 | 正常 | 轻度 PD 患者 | 中度 PD 患者 | 重度 PD 患者 |
|---|---|---|---|---|
| DT | 100% | 92.59% | 75% | 37.5% |
| XGBOOST | 100% | 94.44% | 75% | 25% |
| SVM | 100% | 100% | 60.71% | 12.5% |
| BC | 100% | 90.74% | 82.14% | 12.5% |

本节所获得的 ROC 曲线及其所得到的 AUC 值如图 7-32 所示。4 种模型所绘制的 ROC 曲线包围的区域面积不同，所得 AUC 值也不同。从图 7-32 中可知，DT 模型 ROC 曲线所包围的面积最大，AUC 值最大；而 SVM 模型 ROC 曲线所包围的面积最小，AUC 值最小。

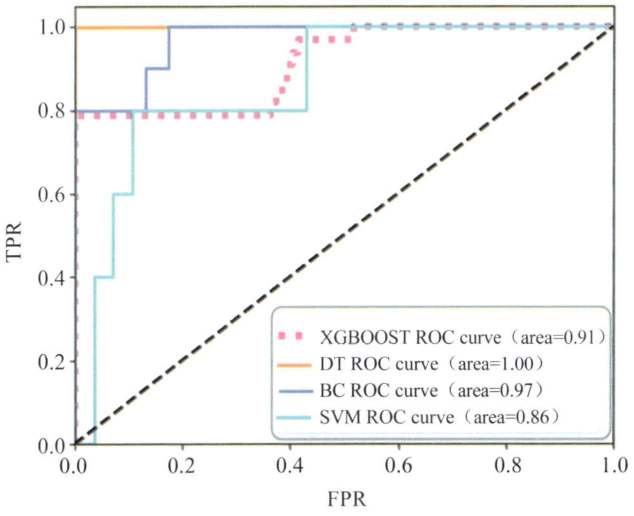


图 7-32　4 种模型的 ROC 曲线及其 AUC 值[62]

本节根据所获得的 4 种分类模型的混淆矩阵计算相对应的评价指标，并通过 cross_val_score 函数进行验证，得到了如表 7-14 所示的 4 种分类模型的不同分类性能指标。

**表 7-14　4 种模型对 PD 患者的分类性能指标**

| 分类模型 | ACC | PPV | SEN | $F_1$ score |
|---|---|---|---|---|
| DT | 90.74% | 89.13% | 90.74% | 88.74% |
| XGBOOST | 90.12% | 87.61% | 91.31% | 89.64% |
| SVM | 88.88% | 79.47% | 88.88% | 84.46% |
| BC | 87.03% | 84.35% | 87.03% | 84.62% |

本节还通过柱形图与折线图对 4 种模型的输出性能进行了更直观的对比，分别如图 7-33 和图 7-34 所示。

由图 7-33 可知，在 4 种分类模型中，DT 模型的准确度、精确度指标最高，XGBOOST 模型的灵敏度、$F_1$ score 指标最高，DT 模型的灵敏度、$F_1$ score 指标仅次于 XGBOOST 模型。

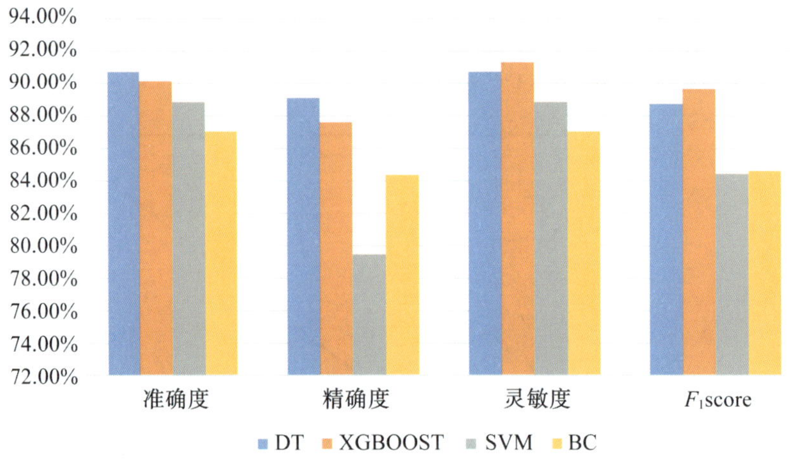


图 7-33　4 种模型的输出性能比较(柱形图)[62]

由图 7-34 可知，DT 模型、XGBOOST 模型的整体性能比 SVM 模型、BC 模型效果好，DT 模型与 XGBOOST 模型的整体性能相差较小，但根据最重要的准确度指标来进行比较，DT 模型的准确度较高，故 DT 模型的分类性能比 XGBOOST 模型更好。

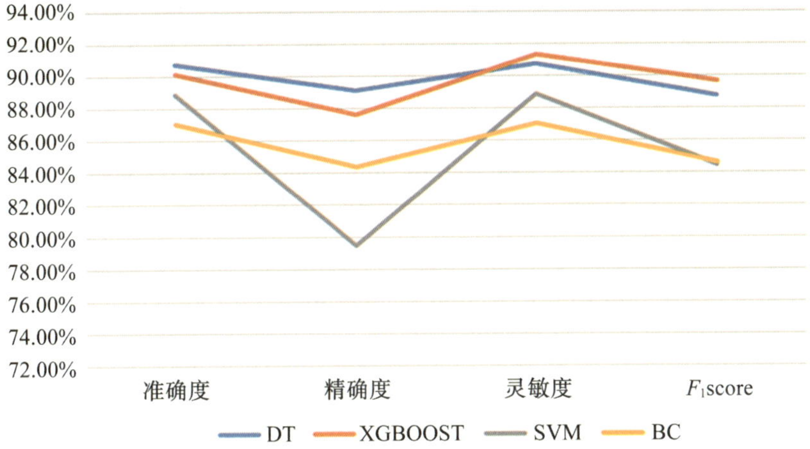


图 7-34　4 种模型的输出性能比较(折线图)[62]

综合以上所有性能指标,对于左、右脚压力数据集进行分析时,DT 模型的输出性能指标总体最佳;XGBOOST 模型和 BC 模型的输出性能指标数值较高,分类效果较好;SVM 模型相较于前面三种分类模型的输出性能指标较低,分类效果欠佳。

## 参考文献

[1] LESPASIO M J, SULTAN A A, PIUZZI N S, et al. Hip osteoarthritis: a primer[J]. The Permanente Journal, 2018, 22: 17-84.

[2] ARDEN N, NEVITT M C. Osteoarthritis: epidemiology[J]. Best Practice & Research Clinical Rheumatology, 2006, 20(1): 3-25.

[3] BONIATIS I, CAVOURAS D, COSTARIDOU L, et al. Computer-aided grading and quantification of hip osteoarthritis severity employing shape descriptors of radiographic hip joint space[J]. Computers in Biology and Medicine, 2007, 37(12): 1786-1795.

[4] NEVALAINEN M T, KAUPPINEN K V, NIINIMAÄKI T, et al. Comparison of ultrasonographic, radiographic and intra-operative findings in severe hip osteoarthritis[J]. Scientific Reports, 2020, 10(1): 21108.

[5] CIBERE J. Do we need radiographs to diagnose osteoarthritis? [J]. Best Practice & Research Clinical Rheumatology, 2006, 20(1): 27-38.

[6] ALI M, BROGREN E, ATROSHI I. Assessment of a novel computer

software in diagnosing radiocarpal osteoarthritis on plain radiographs of patients with previous distal radius fracture[J]. Osteoarthritis and Cartilage Open, 2020, 2(4): 100112.

[7] HIRVASNIEMI J, GIELIS W P, ARBABI S, et al. Bone texture analysis for prediction of incident radiographic hip osteoarthritis using machine learning: data from the Cohort Hip and Cohort Knee (CHECK) study[J]. Osteoarthritis and Cartilage, 2019, 27(6): 906-914.

[8] VON SCHACKY C E, SOHN J H, LIU F, et al. Development and validation of a multitask deep learning model for severity grading of hip osteoarthritis features on radiographs[J]. Radiology, 2020, 295(1): 136-145.

[9] BELLAMY N. Validation study of WOMAC: a health status instrument for measuring clinically important patient-relevant outcomes following total hip or knee arthroplasty in osteoarthritis[J]. Journal of Rheumatology Orthop Rheumatol, 1988, 1: 95-108.

[10] PEREIRA D, PELETEIRO B, ARAUJO J, et al. The effect of osteoarthritis definition on prevalence and incidence estimates: a systematic review[J]. Osteoarthritis and Cartilage, 2011, 19(11): 1270-1285.

[11] ISMAILIDIS P, KAUFMANN M, CLAUSS M, et al. Kinematic changes in severe hip osteoarthritis measured at matched gait speeds[J]. Journal of Orthopaedic Research, 2021, 39(6): 1253-1261.

[12] STIEF F, SCHMIDT A, VAN DRONGELEN S, et al. Abnormal loading of the hip and knee joints in unilateral hip osteoarthritis persists two years after total hip replacement[J]. Journal of Orthopaedic Research, 2018, 36(8): 2167-2177.

[13] HALL M, FOX A, BONACCI J, et al. Hip joint kinematics and segment coordination variability according to pain and structural disease severity in hip osteoarthritis[J]. Journal of Orthopaedic Research, 2020, 38(8): 1836-1844.

[14] ENDRES E, van DRONGELEN S, MEURER A, et al. Effect of total joint replacement in hip osteoarthritis on serum COMP and its correlation with mechanical-functional parameters of gait analysis[J]. Osteoarthritis and Cartilage Open, 2020, 2(1): 100034.

[15] FARKAS G J, SCHLINK B R, FOGG L F, et al. Gait asymmetries in unilateral symptomatic hip osteoarthritis and their association with radiographic severity and pain[J]. Hip International, 2019, 29(2): 209-214.

[16] MULLOY F, MULLINEAUX D R, GRAHAM-SMITH P, et al.

An applied paradigm for simple analysis of the lower limb kinematic chain in explosive movements: an example using the fencing foil attacking lunge[J]. International Biomechanics, 2018, 5(1): 9-16.

[17] RAND M K, SHIMANSKY Y P. Two-phase strategy of neural control for planar reaching movements: I. XY coordination variability and its relation to end-point variability[J]. Experimental Brain Research, 2013, 225(1): 55-73.

[18] PORTA M, PAU M, LEBAN B. Lower limb kinematics in individuals with hip osteoarthritis during gait: a focus on adaptative strategies and interlimb symmetry[EB/OL] Bioengineering (Basel), 2021, 8(4):47.

[19] BALASUBRAMANIAN C K, CLARK D J, GOUELLE A. Validity of the gait variability index in older adults: effect of aging and mobility impairments[J]. Gait & Posture, 2015, 41(4): 941-946.

[20] LEE Y J, LIANG J N. Characterizing intersection variability of butterfly diagram in post-stroke gait using kernel density estimation[J]. Gait & Posture, 2020, 76: 157-161.

[21] BECK Y, HERMAN T, BROZGOL M, et al. SPARC: a new approach to quantifying gait smoothness in patients with Parkinson's disease[J]. Journal of Neuroengineering and Rehabilitation, 2018, 15: 1-9.

[22] ZADIK S, BENADY A, GUTWILLIG S, et al. Age related changes in gait variability, asymmetry, and bilateral coordination-When does deterioration starts? [J]. Gait & Posture, 2022, 96: 87-92.

[23] CHEN T, PEKMEZIAN A, LEATHERMAN E R, et al. Tekscan analysis programs (TAP) for quantifying dynamic contact mechanics[J]. Journal of Biomechanics, 2022, 136: 111074.

[24] AHAMED N U, KRAJEWSKI K T, JOHNSON C C, et al. Using machine learning and wearable inertial sensor data for the classification of fractal gait patterns in women and men during load carriage[J]. Procedia Computer Science, 2021, 185: 282-291.

[25] BISI M C, FABBRI M, CORDELLI D M, et al. Gait performance in toddlers born preterm: a sensor based quantitative characterization [J]. Computer Methods and Programs in Biomedicine, 2022, 220: 106808.

[26] PARK J H, KIM S, NUSSBAUM M A, et al. Effects of back-support exoskeleton use on gait performance and stability during level walking[J]. Gait & Posture, 2022, 92: 181-190.

[27] NAMAZI H. Complexity-based analysis of the correlation between stride interval variability and muscle reaction at different walking speeds[J]. Biomedical Signal Processing and Control, 2021, 69: 102956.

[28] MEHDIZADEH S. The largest Lyapunov exponent of gait in young and elderly individuals: a systematic review[J]. Gait & Posture, 2018, 60: 241-250.

[29] HUMEAU-HEURTIER A. The multiscale entropy algorithm and its variants: a review[J]. Entropy, 2015, 17(5): 3110-3123.

[30] LI Y, GENG B, JIAO S. Dispersion entropy-based Lempel-Ziv complexity: a new metric for signal analysis[J]. Chaos, Solitons & Fractals, 2022, 161: 112400.

[31] MAO X, SHANG P, XU M, et al. Measuring time series based on multiscale dispersion Lempel-Ziv complexity and dispersion entropy plane[J]. Chaos Solitons & Fractals, 2020, 137: 109868.

[32] LIAO T C, SAMAAN M A, POPOVIC T, et al. Abnormal joint loading during gait in persons with hip osteoarthritis is associated with symptoms and cartilage lesions[J]. Journal of Orthopaedic & Sports Physical Therapy, 2019, 49(12): 917-924.

[33] NÜESCH C, ISMAILIDIS P, KOCH D, et al. Assessing site specificity of osteoarthritic gait kinematics with wearable sensors and their association with patient reported outcome measures (PROMs): knee versus hip osteoarthritis[J]. Sensors, 2021, 21(16): 5363.

[34] ROSSI-DEVRIES J, PEDOIA V, SAMAAN M A, et al. Using multidimensional topological data analysis to identify traits of hip osteoarthritis[J]. Journal of Magnetic Resonance Imaging, 2018, 48(4): 1046-1058.

[35] ESBJÖRNSSON A C, KIERNAN S, MATTSSON L, et al. Geometrical restoration during total hip arthroplasty is related to change in gait pattern—a study based on computed tomography and three-dimensional gait analysis[J]. BMC Musculoskeletal Disorders, 2021, 22(1): 1-11.

[36] TEUFL W, TAETZ B, MIEZAL M, et al. Towards an inertial sensor-based wearable feedback system for patients after total hip arthroplasty: validity and applicability for gait classification with gait kinematics-based features[J]. Sensors, 2019, 19(22): 5006.

[37] EMMERZAAL J, VAN ROSSOM S, VAN DER STRAATEN R, et al. Joint kinematics alone can distinguish hip or knee osteoarthritis patients from asymptomatic controls with high accuracy[J]. Journal of Orthopaedic Research, 2022, 40(10): 2229-2239.

[38] BERTAUX A, GUEUGNON M, MOISSENET F, et al. Gait analysis—dataset of healthy volunteers and patients before and 6 months after total hip arthroplasty[J]. Scientific Data, 2022, 9(1): 399.

[39] LAU L K, WEE S L, PANG W J B, et al. Reference values of gait speed and gait spatiotemporal parameters for a South East Asianpopulation: The Yishun study[J]. Clinical Interventions in Aging, 2020,15: 1753-1765.

[40] ANWARY A R, Yu H, VASSALLO M. Gait quantification and visualization for digital healthcare[J]. Health Policy and Technology, 2020, 9(2): 204-212.

[41] VAPNIK V. Statistical learning theory[J]. John Wiley & Sons Google Schola, 1998, 2: 831-842.

[42] ZHANG S, LI X, ZONG M, et al. Learning k for knn classification[J]. ACM Transactions on Intelligent Systems and Technology, 2017, 8(3): 1-19.

[43] TANHA J, VAN SOMEREN M, AFSARMANESH H. Semi-supervised self-training for decision tree classifiers[J]. International Journal of Machine Learning and Cybernetics, 2017, 8: 355-370.

[44] BREIMAN L. Random forests[J]. Machine Learning, 2001, 45: 5-32.

[45] RUCZINSKI I, KOOPERBERG C, LEBLANC M. Logic regression[J]. Journal of Computational and Graphical Statistics, 2003, 12(3): 475-511.

[46] JI X, WANG J, ZHANG Y, et al. The variation between unilateral and bilateral weight bearing in hindfoot alignment evaluation: part Ⅱ: a prospective in vivo kinematic and plantar pressure study[J]. Foot & Ankle Orthopaedics, 2023, 8(4): 2473011423S00111.

[47] 李晨阳,石陨.浅析颈椎病的危险因素[J].中华针灸电子杂志,2020,9(3):128-130.

[48] 孙建峰,丁晓虹,段俊峰,等.颈椎病的分型与诊断[J].颈腰痛杂志,2014,35(2):108-111.

[49] KIM C R, YOO J Y, LEE S H, et al. Gait analysis for evaluating the relationship between increased signal intensity on t2-weighted magnetic

resonance imaging and gait function in cervical spondylotic myelopathy[J]. Archives of Physical Medicine and Rehabilitation, 2010, 91(10): 1587-1592.

[50] JI B, DAI Q, JI X, et al. Detection of cervical spondylotic myelopathy based on gait analysis and deterministic learning[J]. Artificial Intelligence Review, 2023, 56(9): 9157-9173.

[51] MALONE A, MELDRUM D, BOLGER C. Three-dimensional gait analysis outcomes at 1 year following decompressive surgery for cervical spondylotic myelopathy[J]. European Spine Journal, 2015, 24(1): 48-56.

[52] SIASIOS I D, SPANOS S L, KANELLOPOULOS A K, et al. The role of gait analysis in the evaluation of patients with cervical myelopathy: a literature review study[J]. World Neurosurgery, 2017, 101: 275-282.

[53] WOODS B I, HOHL J, LEE J, et al. Laminoplasty versus laminectomy and fusion for multilevel cervical spondylotic myelopathy[J]. Clinical Orthopaedics and Related Research, 2011, 469(3): 688-695.

[54] MCDERMOTT A, BOLGER C, KEATING L, et al. Reliability of three-dimensional gait analysis in cervical spondylotic myelopathy[J]. Gait & Posture, 2010, 32(4): 552-558.

[55] BARON E M, YOUNG W F. Cervical spondylotic myelopathy: a brief review of its pathophysiology, clinical course, and diagnosis [J]. Neurosurgery, 2007, 60(1): S1-S35.

[56] MALONE A, MELDRUM D, BOLGER C. Gait impairment in cervical spondylotic myelopathy: comparison with age-and gender-matched healthy controls[J]. European Spine Journal, 2012, 21(12): 2456-2466.

[57] HADDAS R, LIEBERMAN I, ARAKAL R, et al. Effect of cervical decompression surgery on gait in adult cervical spondylotic myelopathy patients[J]. Clinical Spine Surgery, 2018, 31(10): 435-440.

[58] ROSENTHAL B D, JENKINS T J, RANADE A, et al. The use of a novel tablet application to quantify dysfunction in cervical spondylotic myelopathy patients[J]. The Spine Journal, 2019, 19(1): 157-162.

[59] WANG C, HILL D J. Deterministic learning and rapid dynamical pattern recognition[J]. IEEE Transactions on Neural Networks, 2007, 18(3): 617-630.

[60] 陈庆峰.基于确定学习理论的步态分析及在神经退行性疾病分类中的应用[D].广州:华南理工大学,2016.

[61] 代启航. 基于步态分析和确定学习的脊髓型颈椎病辅助诊断[D]. 济南:山东大学,2023.

[62] 王海琴. 基于机器学习和步态数据的帕金森辅助诊断模型[D]. 济南:山东大学,2023.

[63] PARKINSON J. An essay on the shaking palsy[J]. The Journal of Neuropsychiatry and Clinical Neurosciences, 2002, 14(2): 223-236.

[64] PEREIRA C R, PEREIRA D R, WEBER S A T, et al. A survey on computer-assisted Parkinson's disease diagnosis[J]. Artificial Intelligence in Medicine, 2019, 95: 48-63.

[65] 孙康明,季红,宋菲菲,等.远程医疗在帕金森病病人中的应用研究进展[J].护理研究,2023,37(5):860-864.

[66] YAMAN O, ERTAM F, TUNCER T. Automated Parkinson's disease recognition based on statistical pooling method using acoustic features[J]. Medical Hypotheses, 2020, 135: 109483.

[67] 曹涵.基于步态分析的帕金森疾病辅助诊断系统[D].济南:山东大学,2022.

[68] JOSHI D, KHAJURIA A, JOSHI P. An automatic non-invasive method for Parkinson's disease classification[J]. Computer Methods and Programs in Biomedicine, 2017, 145: 135-145.

[69] ZHAO A, QI L, LI J, et al. A hybrid spatio-temporal model for detection and severity rating of Parkinson's disease from gait data[J]. Neurocomputing, 2018, 315: 1-8.

[70] KIM H B, LEE W W, KIM A, et al. Wrist sensor-based tremor severity quantification in Parkinson's disease using convolutional neural network[J]. Computers in Biology and Medicine, 2018, 95: 140-146.

[71] DE LA FUENTE-FERNÁNDEZ R, APPEL-CRESSWELL S, Doudet D J, et al. Functional neuroimaging in Parkinson's disease[J]. Expert Opinion on Medical Diagnostics, 2011, 5(2): 109-120.

[72] EL MAACHI I, BILODEAU G A, BOUACHIR W. Deep 1D-Convnet for accurate Parkinson disease detection and severity prediction from gait[J]. Expert Systems with Applications, 2020, 143: 113075.

[73] ROBICHAUD J A, PFANN K D, LEURGANS S, et al. Variability of EMG patterns: a potential neurophysiological marker of Parkinson's disease? [J]. Clinical Neurophysiology, 2009, 120(2): 390-397.

[74] ALKHATIB R, CORBIER C, EL BADAOUI M, et al. Sensors' ground reaction force behavior for both normal and Parkinson subjects—a qualitative study[C]//2015 37th Annual International Conference of the IEEE Engineering in Medicine and Biology Society (EMBC). IEEE, 2015: 4186-4189.

[75] TAO W, LIU T, ZHENG R, et al. Gait analysis using wearable sensors[J]. Sensors, 2012, 12(2): 2255-2283.

[76] AFONSO L C S, PEREIRA C R, WEBER S A T, et al. Parkinson's disease identification through deep optimum-path forest clustering[C]//2017 30th SIBGRAPI Conference on Graphics, Patterns and Images (SIBGRAPI). IEEE, 2017: 163-169.

[77] PERUMAL S V, SANKAR R. Gait and tremor assessment for patients with Parkinson's disease using wearable sensors[J]. Ict Express, 2016, 2(4): 168-174.

[78] ALAM M N, GARG A, MUNIA T T K, et al. Vertical ground reaction force marker for Parkinson's disease[J]. PLOS One, 2017, 12(5): e0175951.

[79] BALAJI E, BRINDHA D, BALAKRISHNAN R. Supervised machine learning based gait classification system for early detection and stage classification of Parkinson's disease[J]. Applied Soft Computing, 2020, 94: 106494.

[80] FIGUEIREDO J, SANTOS C P, MORENO J C. Automatic recognition of gait patterns in human motor disorders using machine learning: A review[J]. Medical Engineering & Physics, 2018, 53: 1-12.

[81] YOGEV G, GILADI N, PERETZ C, et al. Dual tasking, gait rhythmicity, and Parkinson's disease: which aspects of gait are attention demanding? [J]. European Journal of Neuroscience, 2005, 22(5): 1248-1256.

[82] HAUSDORFF J M, LOWENTHAL J, HERMAN T, et al. Rhythmic auditory stimulation modulates gait variability in Parkinson's disease[J]. European Journal of Neuroscience, 2007, 26(8): 2369-2375.

[83] GOLDBERGER A L, AMARAL L A N, GLASS L, et al. PhysioBank, PhysioToolkit, and PhysioNet: components of a new research resource for complex physiologic signals[J]. Circulation, 2000, 101(23): e215-e220.

[84] LEE S H, LIM J S. Parkinson's disease classification using gait

characteristics and wavelet-based feature extraction[J]. Expert Systems with Applications, 2012, 39(8): 7338-7344.

[85] PRABHU P, KARUNAKAR A K, ANITHA H, et al. Classification of gait signals into different neurodegenerative diseases using statistical analysis and recurrence quantification analysis[J]. Pattern Recognition Letters, 2020, 139: 10-16.

[86] 崔磊磊.基于协同表示的步态识别方法研究[D].西安:西安科技大学,2016.

[87] LOCKHART T E, SOANGRA R, YOON H, et al. Prediction of fall risk among community-dwelling older adults using a wearable system[J]. Scientific Reports, 2021, 11(1): 20976.

# 第8章　未来展望

## 8.1　步态测量与智能分析的发展趋势

步态测量与智能分析是一个不断发展和创新的领域，涵盖了人体运动分析、生物力学、机器学习和人工智能等多个学科。以下是步态测量与智能分析的一些潜在的发展趋势：

(1)传感器技术的进步：传感器技术在步态测量与智能分析中扮演着关键角色。随着时间的推移，传感器的精确度和准确性不断提高，同时价格也不断降低，使得步态测量更加便捷和可行。例如，惯性测量单元(IMU)成为了常见的步态测量传感器，可以测量人体的加速度、角速度和方向等参数。此外，压力传感器、摄像头和声纹传感器等也被广泛应用于步态测量领域。未来，传感器将朝着更小体积、更低功耗以及无线互联的方向持续发展，为步态监测带来前所未有的便捷性与即时性。这不仅将极大地提升步态数据的收集效率，更将开启步态分析的新纪元，为相关领域的研究与应用提供更为坚实的技术支撑。

(2)数据处理与智能分析：步态测量与智能分析领域面对着海量且复杂的数据处理挑战。随着计算能力的显著增强和机器学习算法的日新月异，数据处理和智能分析的能力也迎来了前所未有的提升。以往，传统的步态分析方法主要依赖于人工特征提取和手动分类，这一过程不仅耗时费力，还难以避免主观判断带来的偏差和局限性。然而，随着深度学习和模式识别等先进技术的蓬勃发展，步态分析领域迎来了巨大变革。这些技术能够从庞大的步态数据集中自动提取出关键特征，并进行高效的模式识别和分类。这种基于人工智能的数据处理与智能分析方法，不仅极大地提高了步态分析的准确性和效率，更在识别步态异常方面展现出了非凡的能力。

(3)移动化和便携化解决方案：传统的步态测量方式往往受限于特定的设

备和设施，这在一定程度上限制了其应用范围和便捷性。然而，未来的发展趋势正引领我们迈向一个更加移动化和便携化的新时代。通过结合智能手机和可穿戴设备等先进技术，人们将能够在日常生活中轻松实现实时的步态测量与监测。这种移动化和便携化的解决方案不仅极大地提升了步态测量的便捷性，更为个人健康管理、远程医疗以及运动训练等领域带来了前所未有的可能性。与此同时，这也促使步态测量技术朝着标准化和通用化的方向发展，确保不同设备之间的数据能够兼容并保持一致，从而进一步提升步态测量技术的实用性和普及度。

(4)多模态数据融合：步态测量与智能分析将越来越注重多模态数据的融合。除了结合传统的运动传感器数据外，结合其他生理信号和环境信息可以提供更全面的步态分析。例如，结合心率、呼吸、肌电和体温等生理信号，可以更准确地评估个体的运动状态和身体状况。此外，结合环境传感器和地理位置信息等，可以分析步态与环境之间的关系，如地面情况对步态的影响，从而提供更加综合和准确的步态分析结果。

(5)实时反馈与干预：结合智能化技术，步态测量和智能分析可以提供实时的反馈和干预。例如，智能鞋垫可以通过震动或提示音等方式向用户提供步态异常或不稳定的警示，帮助他们调整姿势和步态，减少跌倒风险。此外，结合虚拟现实和增强现实等技术，步态测量和智能分析可以为用户提供更具个性化和沉浸式的康复训练和运动指导。

(6)应用领域的拓展：步态测量与智能分析的应用领域将进一步拓展。除了医疗和康复领域外，步态测量还可以应用于运动训练、人机交互、智能家居和虚拟现实等领域。例如，在运动训练中，步态分析可以用于改善运动技巧和预防运动损伤。在人机交互中，可以通过步态识别和分析来实现更智能化和个性化的交互方式。在智能家居中，可以利用步态识别和分析来实现自动化控制和个性化服务。

(7)数据隐私与安全：随着步态测量与智能分析的广泛应用，个体的步态数据会被收集、传输和存储。因此，数据的隐私和安全将成为一个重要的问题。未来的发展趋势将注重数据的隐私保护和安全性，采取加密、匿名化和权限控制等技术手段，确保个体的步态数据不被滥用和泄露。

总而言之，步态测量与智能分析正处在一个蓬勃发展的黄金时期。在这个领域，传感技术的持续进步、数据处理与智能分析能力的显著提升、移动化和便携化解决方案的广泛兴起、多模态数据融合技术的不断创新，以及应用领域的不断拓展，共同推动了该领域的快速发展。同时，对于数据隐私与安全的重视和保障，也为该领域的可持续发展奠定了坚实的基础。

## 8.2 基于人工智能技术的步态测量与智能分析的未来应用场景

基于人工智能技术的步态测量与智能分析在未来有着广阔的发展前景。以下是展望未来的一些发展方向：

(1)实时监测和预警系统：未来的步态测量与智能分析将更加注重实时监测和预警系统的发展，通过结合传感器和智能设备，如智能手机、可穿戴设备和智能家居，可以实时监测用户的步态变化和异常情况。一旦检测到步态异常，系统可以立即发出警报或提供反馈，以便及时采取必要的措施，如提醒用户调整姿势、预防跌倒，甚至提供紧急援助。这样的实时监测与预警系统将有助于提高用户的安全性和健康管理水平。

(2)个性化康复和训练方案：基于人工智能技术的步态测量与智能分析将越来越注重个性化康复与训练方案的发展。分析用户的步态数据、生理特征和康复需求可以为每位用户提供定制化的康复和训练计划。基于深度学习和机器学习算法的个性化模型将能够根据用户的进展和反馈进行动态调整，提供实时的指导和反馈，帮助用户更好地恢复功能、改善步态和提高运动能力。此外，结合虚拟现实和增强现实等技术，步态测量和智能分析可以为用户提供更具交互性和沉浸式的康复和训练体验，增强用户的参与度和动力。

(3)跨领域合作和数据共享：步态测量与智能分析的发展将需要跨领域的合作和数据共享。医疗机构、研究机构、学术界和工业界之间的合作将促进数据的共享和交流，从而加速人工智能算法的发展和步态分析技术的应用。同时，步态数据与其他健康相关的数据源(如心率、睡眠质量等)进行整合和共享，可以提供更加全面、综合的健康分析和干预方案。同时，建立标准化的步态测量和分析方法，数据格式和共享平台也是重要的发展方向。跨领域合作和数据共享可以促进步态测量与智能分析技术的迅速推广和应用，加快技术的发展和创新。

(4)远程监测与护理：基于人工智能技术的步态测量与智能分析将在远程护理和智能健康管理中发挥重要作用。使用智能设备和传感器可以远程监测个体的步态变化和运动状态，为健康管理、康复和老年护理等提供远程支持。这将使医疗资源的分布更加均衡，并为居住在偏远地区或无法亲自前往医院的患者提供便利。同时，结合人工智能技术的数据分析和决策支持系统，医生可以实时监测和评估患者的健康状况，提供个性化的康复和健康管理方案。

(5)扩大应用领域：未来基于人工智能的步态测量与智能分析将在更广泛

的应用领域发挥作用。除了医疗和康复领域外,步态分析还可以应用于体育训练、人机交互、智能交通和安防等领域。例如,在智能交通领域,步态分析可以用于行人识别和行为分析,提高交通安全和完善智能城市的建设。

总之,基于人工智能技术的步态测量与智能分析在未来将持续发展和创新。精确度和准确性的提升、实时监测和预警系统的发展、个性化康复和训练方案的实现,以及跨领域合作和数据共享的推进,将推动步态分析的应用范围不断扩大,并为用户健康管理和医疗服务提供更智能化和个性化的解决方案。

# 第9章　本书的主要内容和贡献

本书主要介绍了步态测量与智能分析的基本原理、方法和应用。具体来说，本书包括以下内容和贡献：

(1)步态与疾病诊断的基本原理，以及步态周期的划分方法。步行是人类生存的基础，是人体通过髋、膝、踝、足趾乃至躯干与上肢的一系列连续活动，使身体向前移动的过程。步态的特征差异除了身体比例和步长外，还受到中枢神经系统、周围神经系统以及骨骼肌肉系统的协调工作的影响。当神经系统或骨骼肌肉系统因疾病或损伤而受到损害时，就有可能出现步态异常。步态特征对于每个人而言是独一无二的。针对步态研究，医学上逐渐认识到一种情况：人的步态中含有24种不同的成分，若将这24种不同的成分都考虑到，则步态为个体所独有。因此，步态测量及分析可以有效地反映人体的健康状况，有助于疾病的预防、诊断和康复治疗。步态周期的划分方法有传统划分法和RLA划分法两种。传统划分法将步态周期分为两个主要阶段：支撑期和摆动期。支撑期又分为初步支撑期、中间支撑期和末步支撑期。摆动期又分为摆动前期、摆动中期和摆动后期。RLA划分法则将步态周期分为六个阶段：初步支撑期、中间支撑期、末步支撑期、摆动前期、摆动中期和摆动后期。相比于传统划分法，RLA划分法更加细致，能够更准确地反映出步态周期中不同阶段的特征。步行的动力主要来源于下肢及躯干的肌肉作用，肌肉活动具有保持平衡、吸收震荡、加速、减速和推动肢体运动的功能。当主动肌与拮抗肌肌肉力量失衡时，维持正常关节运动的力矩将发生改变。因此，肌电活动参数是步态测量及分析的重要指标之一。表面肌电信号主要包括原始表面肌电信号和处理后的数据。处理后的数据主要包括时域参数、频域参数。时域参数主要包括平均振幅、肌电积分等，频域参数常用的有平均频率和中位频率等。综上所述，步态测量及分析是一种非常重要的医学手段，可以帮助医生更准确地诊断疾病，制定更有效的康复治疗方案。同时，步态测量及分析也可以用于运动员的训练和竞技表现的评估，以及老年人的健康状况监测等方面。

(2)步态测量原理与技术，包括运动学数据测量和不同运动捕捉技术的系统组成和优缺点。步态分析可以用来解释人类步行行为机理，分析下肢运动功能。运动学数据测量是步态分析的基础，它可以得到步态周期、步长、步速、步态相位等参数。运动学数据测量的方法包括测量人体关键点的位置和角度、使用 IMU 测量人体的加速度和角速度等。运动学数据测量的精度受到测量设备精度、测量环境，以及数据处理算法的影响。运动捕捉技术包括机械式运动捕捉、基于视频的光学式运动捕捉、IMU 运动捕捉、电磁式运动捕捉等。机械式运动捕捉依靠穿戴在人身体的机械装置来测量关节角度以及位移，由于机械结构的笨重，在步态分析方面，机械式运动捕捉早已退出发展的主流。基于视频的光学运动捕捉成本低，对捕捉对象没有限制，可在复杂环境中使用，但算法复杂，实现难度大，技术不成熟。IMU 运动捕捉设备小巧轻便，易于携带，但精度容易受到传感器漂移和误差等问题的影响，适用于环境复杂且运动区域较大的数据采集。电磁式运动捕捉设备采集精度高，运动受限小，能够满足多数高速运动捕捉的需求，但成本昂贵，对环境要求高，系统安装烦琐，反光标记物易混淆和遮挡。本书还介绍了惯性运动捕捉系统的原理和组成，惯性运动捕捉系统使用 IMU 传感器来测量人体的加速度和角速度，然后使用数学模型将传感器数据转换成身体的姿态和运动信息。惯性运动捕捉系统具有不受外界干扰、灵活易用、不受空间限制等优点，可以应用于人体动作分析、运动康复、运动仿真等领域。同时，本书介绍了步态分析的应用场景，包括医学、康复、运动训练、人机交互等领域。步态分析可以帮助医生诊断疾病、评估治疗效果，帮助康复师制订康复计划，帮助运动员进行训练和竞技，帮助工程师设计人机交互系统。

(3)基于 Maker 点的光学运动捕捉技术和测力台的步态测量方法。通过使用 OptiTrack 高速运动捕捉系统和 Kistler 测力台，可以获得高质量的 3D 姿态数据和动作分析，帮助用户更好地理解运动学和生物力学数据。本书首先介绍了 OptiTrack 高速运动捕捉系统的技术参数和使用方法。该系统使用 8 个 Primex22 摄像头，精度可达 0.1 mm，可以捕捉高速运动和快速动作。还介绍了 Motive 软件的采集界面和支持的传感器和硬件设备的集成，以及如何进行相机的校准和标记物的设置。接下来，介绍了 Kistler 测力台的原理和使用方法。该测力台可以测量人体的压力中心和力矢量等数据，帮助用户更好地了解步态和运动的特征。还介绍了如何将测力台的数据与 OptiTrack 系统的数据进行整合和分析，以获得更全面的步态数据和动作分析。最后，介绍了如何使用生物力学模型和标记物集来建立骨性标记和解剖学标记，以进行步态测量和动作分析。通过使用这些技术和方法，研究者可以获得更加准确和可靠的数据，更好地了解人体运动和步态的特征，为运动医学、康复医学和运动训练等领域提供重要的支持和帮助。同时，本书还介绍了一些常见的步态测量和动作分析的指标和参数，如步长、步频、步态周期、步态对称性、关节角度、力矢量等，这些指标和参数可以帮助读者更全面地了解人体运动和步态的特征和变化。需要注意的是，介绍的这些技术和方法需要专业的设备和软件支持，以及专业的操作和分析技能。因此，在进行步态测量和动作分析时，需要严格遵守相关的操作规程和安全要求，以确保数据的准确性和可靠性。同时，还需要结合具体的研究问题和目标，选择合适的技术和方法，以获得最优的研究结果和应用效果。

(4)基于视频的运动捕捉技术，包括人体骨骼关节点提取方法和相关研究进展。人体骨骼关节点提取是一种以人体骨骼关节点作为研究对象，通过检测关节点的位置信息，估计关节点之间的联系进而重构人体肢干的方法。它是完成人体行为识别、姿态跟踪、人物图像生成和人机交互等高级任务的基础环节，相关研究受到广泛关注。根据提取的特征维度，这些方法可以分为二维方法和三维方法。前者主要应用于二维图像，后者常采用深度摄像头获得深度图像。二维方法的优势在于数据获取方便，成本低廉，但是受视角、遮挡等因素的影响较大，精度较低。三维方法的优势在于能够获取更加准确的空间信息，精度较高，但是需要使用专业的设备，成本较高。目前基于深度学习的二维图像人体骨骼关键点提取主流方法包括以下两种：自顶向下和自底向上。自顶向下的方法首先检测人体所在区域，再确定检测区域内的人体关键点；自底向上的方法通常先检测图片中所有的人体关键点，然后将这些关键点对应到不同的人物个体。相比于自底向上的骨骼关键点提取方法，自顶向下的提取方法因为需要对检测区域进行预处理，所以对于遮挡等问题的处理更加优秀，但是对于多人姿态估计的精度较低。随着感知设备和算法的进一步发展，人体关节特征提取精度将会达到更加可靠的程度，为人体姿态理解等技术的产业化应用奠定基础。微软的 Kinect 也在人体关节特征提取中发挥着重要作用。Kinect 可以同时获取深度图像和彩色图像，从而实现对人体姿态的三维重建，实现较高的特征提取精度。综上，本书介绍了基于视频的运动捕捉技术的相关内容，包括人体骨骼关节点提取方法和相关研究进展。通过此部分内容的学习，读者能够了解人体关节特征提取的基本原理和方法，以及二维和三维方法各自的优劣。同时，也可以了解人体关节特征提取在人体行为识别、姿态跟踪、人物图像生成和人机交互等高级任务中的应用，以及感知设备和算法的进一步发展对于人体关节特征提取精度提升的重要作用。

(5)基于惯性运动捕捉技术的步态采集，包括设备介绍和步态测量。惯性运动捕捉系统主要是将惯性传感器绑定在人身体主要骨骼上，如足、小腿、大腿，实时测量出每段骨骼的旋转，利用正向运动学和反向运动学实时推导计算出整个人身体的运动参数。本书使用 Xsens MVN 惯性运动捕捉系统进行步态采集。步态采集的过程包括校准和测量两个阶段。校准过程需要受试者保持N型姿势不动，具体的校准过程包括找到初始位置、保持姿势、四处活动、等待处理和站好不动。测量过程需要受试者在指定的路线上行走，系统会自动采集步态数据。步态数据包括步长、步频、步态周期、步态对称性等指标，可以用于评估受试者的步态质量和诊断步态异常。步态采集技术在医学、康复和运动训练等领域有着广泛的应用。例如，步态采集技术可以用于评估老年人、残疾人和运动员的步态质量，诊断步态异常和制订个性化的康复和训练计划。步态采集技术还可以与其他生物医学工程技术相结合，如肌电信号采集、力学分析和神经影像学诊断等，以更全面地评估人体运动功能和疾病状态。然而，步态采集技术也存在一些局限性和挑战。例如，惯性运动捕捉系统的成本较高，需要专业的技术人员进行操作和维护。另外，步态采集的过程需要受试者在特定的环境下行走，可能会受到环境因素的影响，如地面的摩擦力、光照和噪声等。此外，步态采集技术还需要进一步改进和优化，以提高采集精度和准确性，同时降低成本和复杂度。总之，基于惯性运动捕捉技术的步态采集是一种有效的评估人体运动功能和疾病状态的方法，具有广泛的应用前景。未来，随着技术的不断发展和完善，步态采集技术将会更加成熟和普及，为人类健康和运动事业做出更大的贡献。

(6)步态数据分析处理的方法，包括数据扩充和 C3D 文件拼接方案。步态数据分析处理是生物力学和步态分析领域的重要研究方向，其目的是通过对步态数据的分析和处理，揭示人体运动的特征和规律，为运动控制、康复治疗等领域提供支持。在步态数据分析处理中，数据扩充是一个重要的技术手段。由于实验室场地的限制，所测得的连续步态周期数目较少，导致可直接使用的步态数据不足。为解决这一问题，一个值得应用的方案便是拼接采集到的多段数据，通过数据拼接的方式来实现数据扩充。本书介绍了数据拼接的方法和注意事项，包括数据预处理、数据对齐、数据拼接和数据后处理等步骤。同时，还介绍了如何使用 MATLAB 编写数据拼接程序，以及如何使用 EZC3D 包来进行 C3D 文件的拼接和修改。除了数据扩充，C3D 文件拼接也是步态数据分析处理中的一个重要技术。C3D 是一种常用的生物力学数据格式，用于存储运动捕捉系统采集的运动数据。在实际应用中，由于实验时间和场地的限制，往往需要将多个 C3D 文件拼接成一个完整的数据集。本书介绍了 C3D 文件的格式和结构,以及如何使用 EZC3D 包来进行 C3D 文件的拼接和修改;还介绍了 C3D 文件拼接的注意事项,包括数据对齐、数据插值和数据后处理等步骤。在步态数据分析处理中,还需要使用一些专业的软件来进行数据处理和分析。本书介绍了 Visual3D 软件,该软件支持肌电图和信号处理,可集成测力平台、楼梯和跑步机等,能够全面管理数据,并将项目标记和模型关联集成为数据集,允许对数据和文件库进行集成访问。利用 Visual3D 软件进行步态运动学和动力学特征的计算和分析需要遵循人体骨骼模型构建、运动文件分配、特征计算和数据导出的过程。本书介绍了如何使用 Visual3D 软件进行步态分析,包括建立人体骨骼生物力学模型、进行运动文件分配、计算步态特征和导出数据等步骤。通过这些内容的学习,读者可以了解到如何利用数据拼接的方式来获取更多的步态数据,以及如何使用 EZC3D 包来进行 C3D 文件的拼接和修改。同时,读者还可以了解到如何使用 Visual3D 软件进行步态分析,包括建立人体骨骼生物力学模型、进行运动文件分配、计算步态特征和导出数据等步骤。这些方法和技术对于生物力学和步态分析领域的研究和应用具有重要的意义。

(7)机器学习在骨关节炎治疗中的应用,重点是通过步态测量分析来评估髋关节骨性关节炎的存在和严重程度。本书首先介绍了骨关节炎的病因和症状,以及传统的治疗方法和存在的问题。然后,介绍了步态测量分析的原理和方法,包括采集数据的设备和软件,以及提取特征和建立模型的过程。接着,介绍了机器学习在步态测量分析中的应用,包括分类、回归和聚类等方法,以及常用的浅层和深度学习模型。还介绍了步态测量分析在评估髋关节骨性关节炎的存在和严重程度方面的优势,包括客观、准确、非侵入性和可重复性等;以及足踝部疾病和损伤对患者生活质量和运动功能的影响,并指出准确评估足踝结构的影像学技术至关重要。本书重点讨论了足部位置对评估足部和脚踝对齐的影响。足部位置的不同会影响足部和脚踝的对齐情况,从而影响到诊断和治疗计划的制订。本书介绍了一些常用的足部位置评估方法,包括 X 线检查、CT 扫描、MRI 等,以及它们的优缺点;一些新的足部位置评估方法,如三维重建技术和虚拟现实技术,以及它们的应用前景和挑战;介绍了颈椎病的总称和不同类型,包括神经根型颈椎病和脊髓型颈椎病。重点讨论了基于确定学习的脊髓型颈椎病诊断。确定学习是一种基于统计学习理论的机器学习方法,可以用于分类、回归和聚类等任务。本书介绍了确定学习的原理和方法,包括特征提取、基于断定特征的建模机制和分类机制等;还介绍了一些常用的特征提取方法,如小波变换、时频分析等,以及它们的优缺点。最后,讨论了确定学习在脊髓型颈椎病诊断中的应用前景和挑战,包括数据质量、样本量和解释性等问题。这些问题需要在未来的研究中得到更好的解决，以确保确定学习在脊髓型颈椎病诊断中的可靠性和有效性。总的来说，本书介绍了三个与骨关节疾病治疗相关的主题，分别是髋关节骨性关节炎诊断、足部位置对评估足部和脚踝对齐的影响和基于确定学习的脊髓型颈椎病诊断。这些主题都与骨关节疾病治疗密切相关，对于医生和研究人员都具有一定的参考价值。

# 附　录

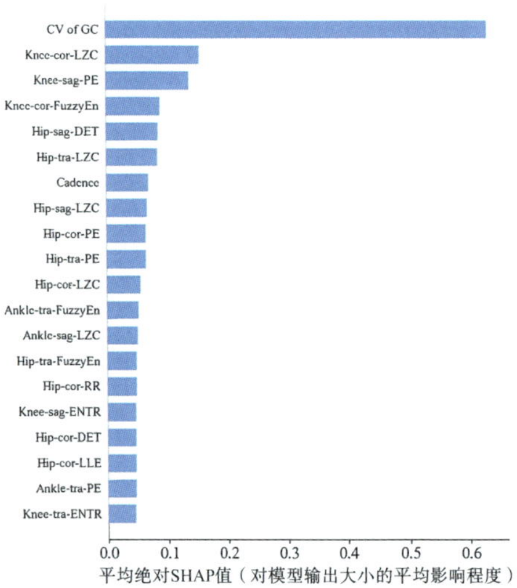


（a）SVM

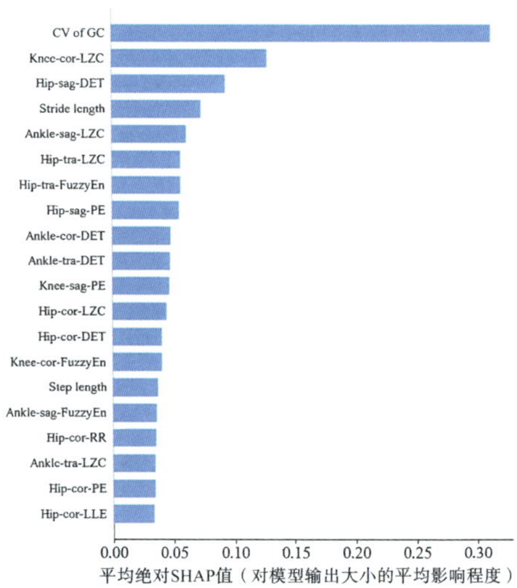


（b）KNN

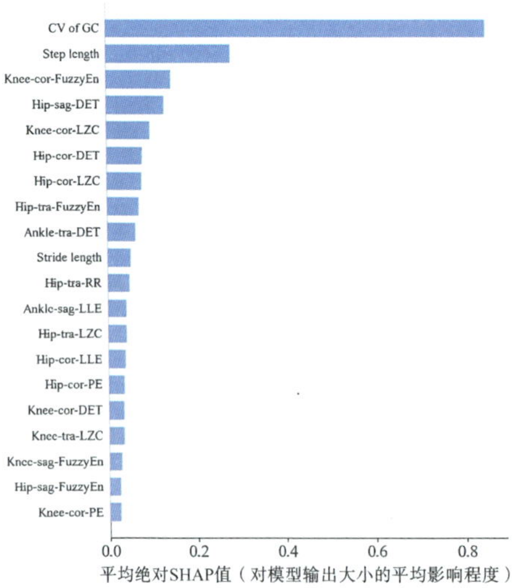


（c）DT

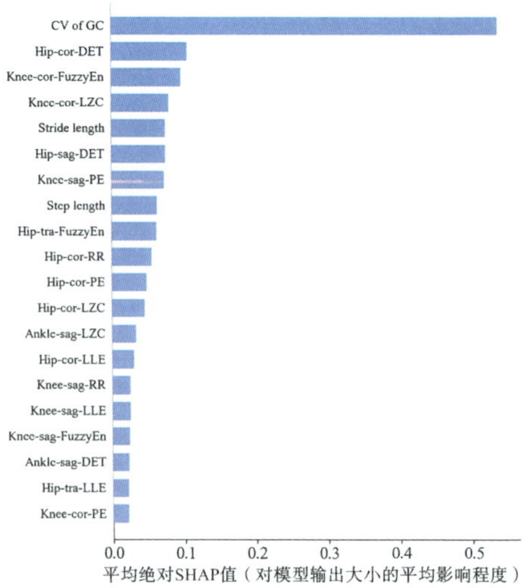


（d）RF

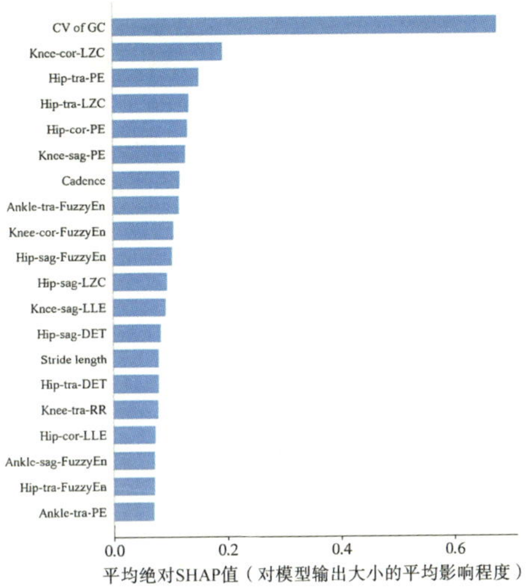


(e)LR

图 1　基于 SHAP 值的三分类中不同分类器的前 20 个重要特征

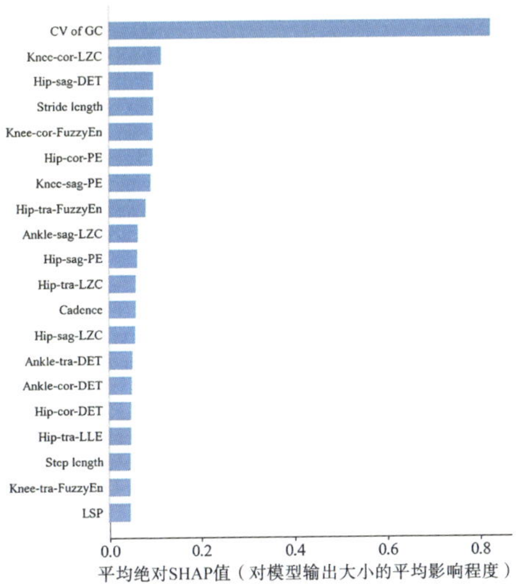


(a)SVM

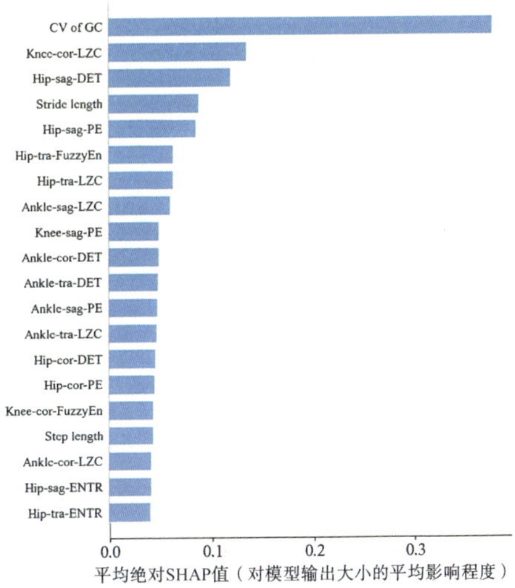


(b)KNN

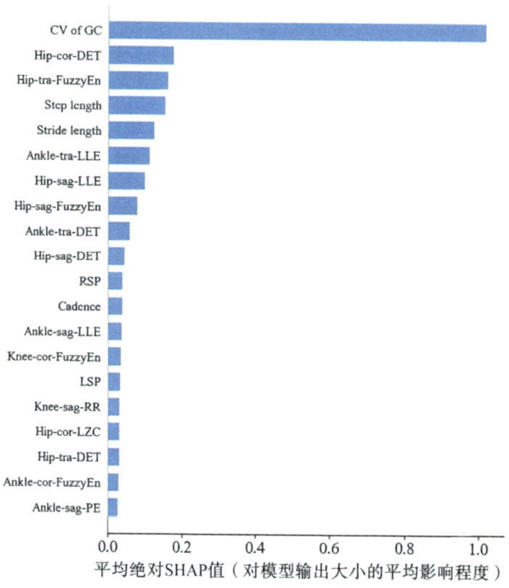


(c)DT

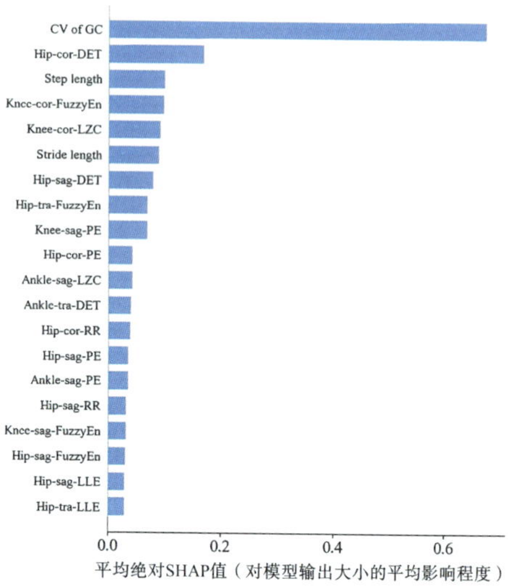


(d)RF

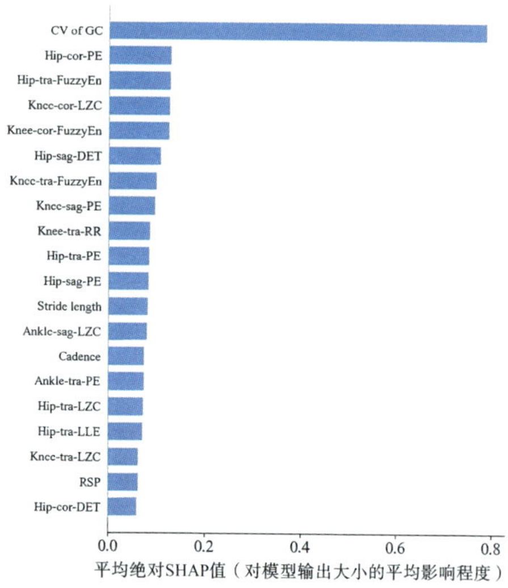


(e)LR

图 2　基于 SHAP 值的四分类中不同分类器的前 20 个重要特征

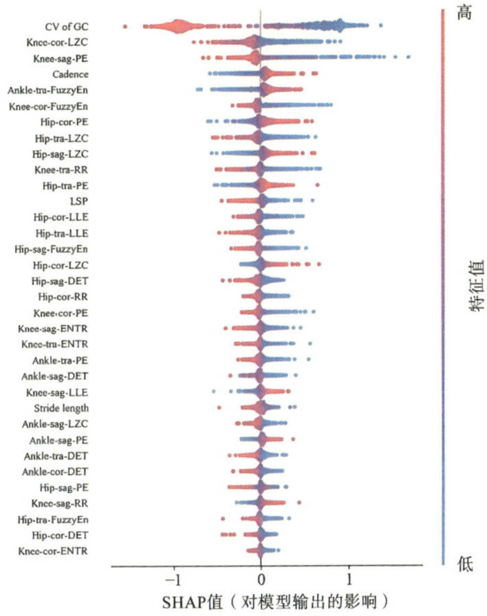


(a) SVM

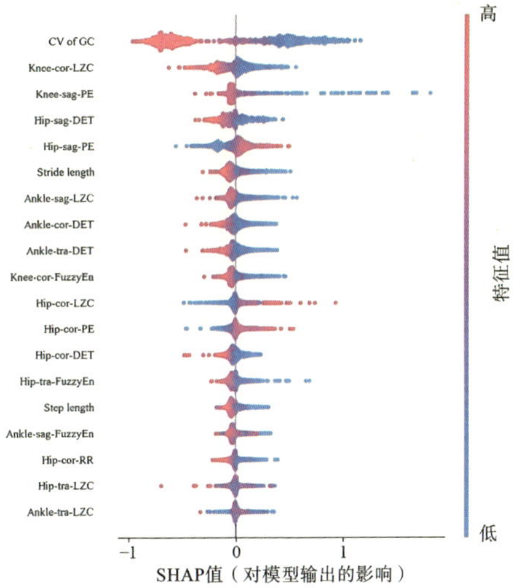


(b) KNN

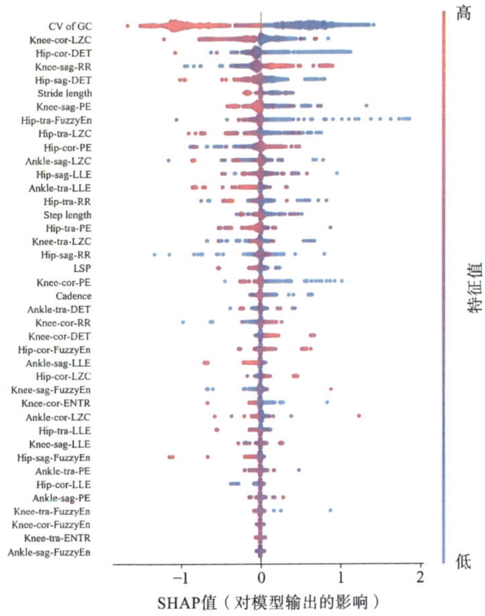


(c) DT

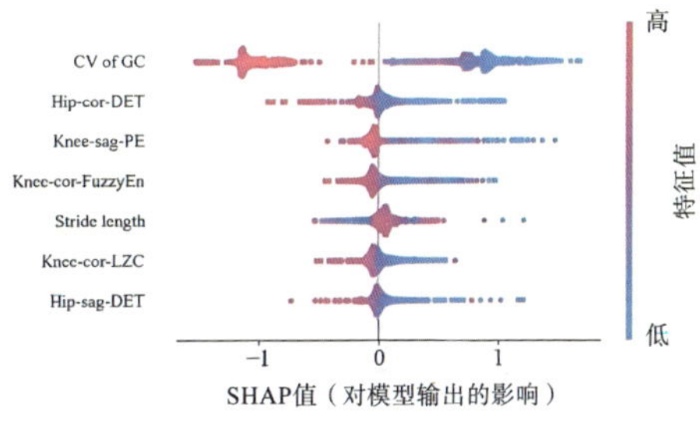


(d) RF

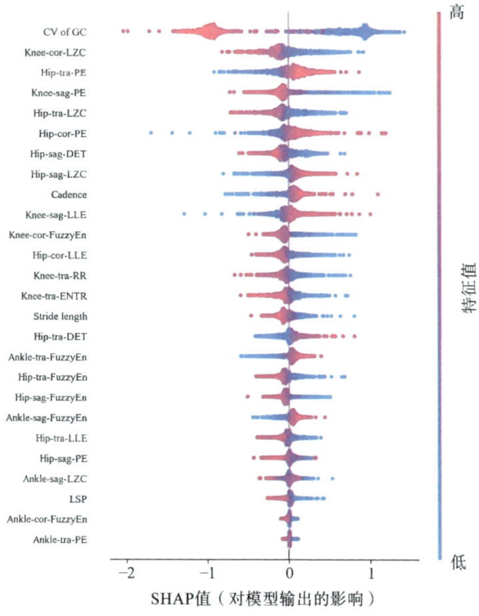


(e)LR

图 3　三分类中五种浅层分类器最佳特征集的 SHAP 概览图

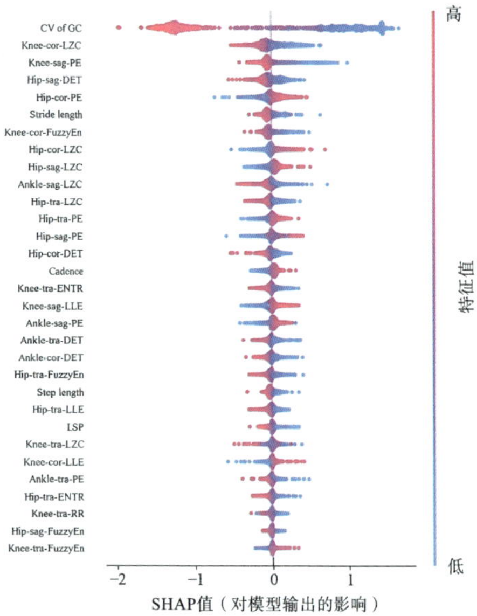


(a)SVM

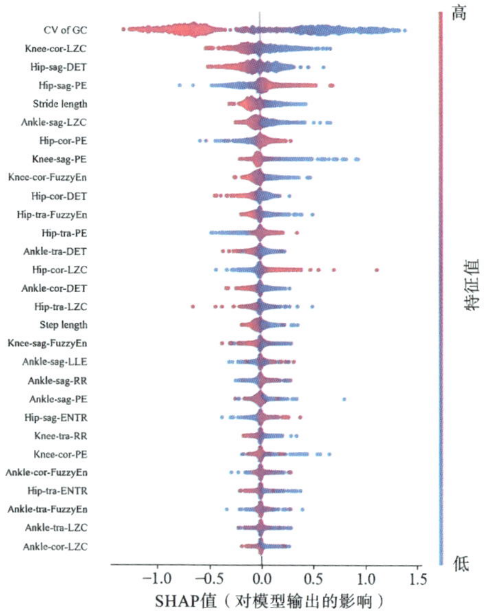


(b)KNN

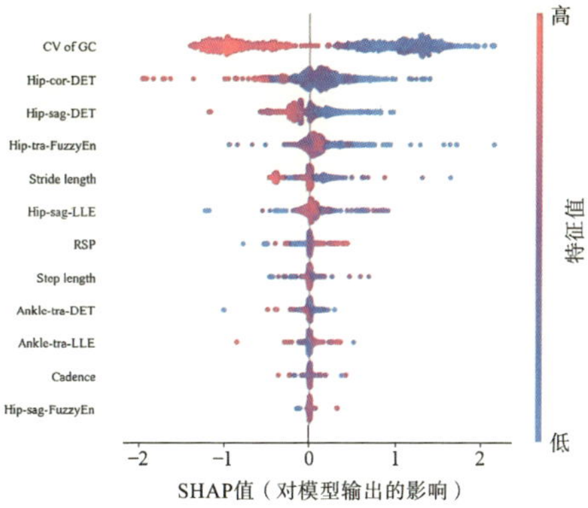


(c) DT

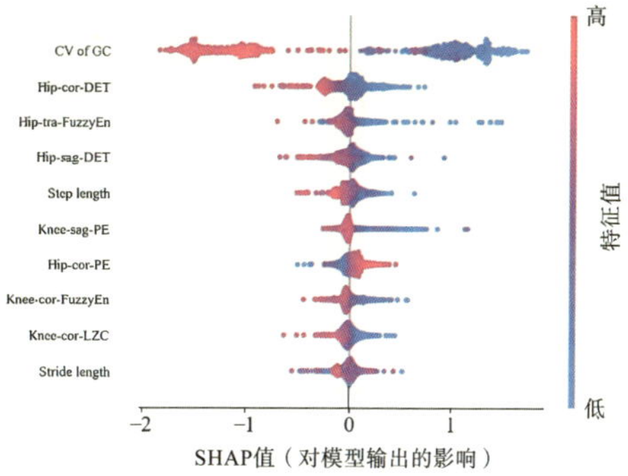


(d) RF

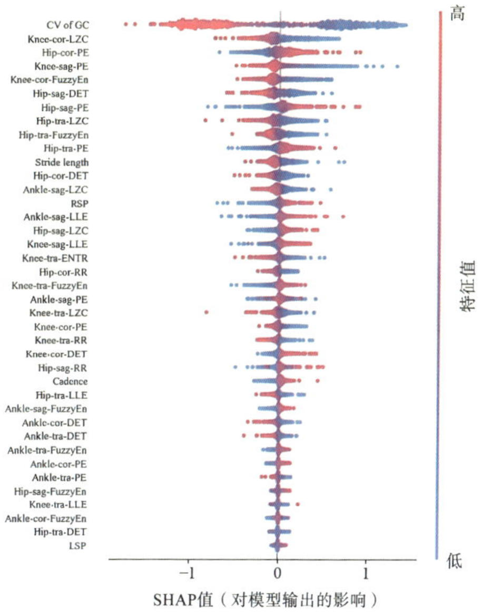


(e) LR

图 4　四分类中五种浅层分类器最佳特征集的 SHAP 概览图